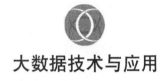

大数据技术与应用

医疗大数据

于广军 杨佳泓

主编

上海科学技术出版社

图书在版编目(CIP)数据

医疗大数据 / 于广军,杨佳泓主编.—上海:上海科学技术出版社,2015.1(2021.3 重印)
(大数据技术与应用)
ISBN 978 - 7 - 5478 - 2426 - 9

Ⅰ.①医… Ⅱ.①于… ②杨… Ⅲ.①医学—数据
Ⅳ.①R

中国版本图书馆 CIP 数据核字(2014)第 246119 号

医疗大数据
于广军 杨佳泓 主编

上海世纪出版(集团)有限公司
上海 科 学 技 术 出 版 社 出版、发行
(上海钦州南路 71 号 邮政编码 200235 www.sstp.cn)
当纳利(上海)信息技术有限公司印刷
开本 787×1092 1/16 印张 13.5
字数 300 千字
2015 年 1 月第 1 版 2021 年 3 月第 6 次印刷
ISBN 978 - 7 - 5478 - 2426 - 9/TP·33
定价:85.00 元

内容提要

　　医学科学直接关乎全人类的生命健康,在大数据即将被纳入国家战略的今天,如何以数据创新探索未来的医学科学,如何在庞大的数据资源中快速获取信息、提升人类医疗集体经验,是亟待探讨的现实问题。

　　这本书汇集了中国医学科研前沿研究成果,首先从医疗信息化历史沿革入手,结合大数据时代下的国内外医疗现状,给出医疗大数据的基本概念和变革内容,包括定义、分类、描述和生命周期;其次,基于数据视角,研究了医疗大数据资源、医疗大数据安全和医疗大数据技术等问题;然后针对不同场景,介绍了临床、药学、中医、针灸和公共卫生等多种大数据应用实例,解析了区域医疗和健康物联两大主题中的大数据服务问题,据此对医疗大数据的未来应用进行全景式展望。

　　本书主要作为医学领域从事医疗大数据研究工作者的参考书,也可以为医疗领域的相关管理人士提供参考和启发。希望能对愿意参与到医疗领域大数据变革中来的读者有所启迪。

大数据技术与应用

学术顾问

本书编委会

前　言

　　2014年1月,在人民大会堂举行的国家科技奖励大会上,上海医联工程项目获得了国家科技进步奖二等奖。"十年磨一剑",医联工程项目自2005年酝酿、2006年启动、2007年获得国家科技部"十一五"支撑计划资助、2008年年底初步建成为国内"大规模,全覆盖"的区域医疗支撑系统、2009年进入深化应用阶段。医联工程所倡导的"互联互通、实用共享"的区域医疗信息化目标已写入国家医改方案,推动了全国以居民电子健康档案为基础的区域卫生信息系统的建设,促进了全程健康服务管理医疗模式的转变。

　　在上海,医联工程横向覆盖全市三级医院,纵向联通各区属医疗机构,已覆盖3 900万患者,建成国内最大的患者诊疗档案库,拥有8.2亿条医嘱、1.8亿个病案、8 100万份检验检查报告和107太字节医学影像数据;医联工程在服务医改、支撑资源整合、分布式影像网络会诊、三级医院诊疗信息社区调阅等方面,大幅度提升了区域卫生服务水平。

　　医联工程建成以来,对于患者,就医更方便,"一院办卡,跨院就医""就医一站式付费",共发放1 300余万张医联卡,每月提供70万专家预约号源,人均节约就诊时间60 min、排队时间45 min;对于医生,服务看诊、提高医疗质量,支持每日5 000人次实时诊疗档案调阅、1.25万人次重复医疗智能提醒,节约大量医疗费用;对于管理者,实现精细化管理,建成集医疗管理、绩效考核和统计分析为一体的整合平台,为医院管理提供决策支持。

　　同样,我们也是医疗领域大数据的倡导者,每天生产的1 000万条数据、1亿余次调阅,是我们亟待数据创新的源动力。2012年,我们建议并获得了上海市科学技术委员会的首个医疗大数据项目的资助。

　　这本书的意图是成为大数据时代医疗领域的启发式读本,我们试图借助现有医学各种应用场景，具体说明当前医疗领域数据资源分布状况、已使用或能使用的数据科技，以帮助理解未来的医学科学和医疗模式。

这段时间以来，编委的每位成员都付诸了努力，在此对大家辛勤的工作表示感谢。我们的工作需要特别感谢哈佛大学医学院的汤春蕾博士，她提供了许多观点与资料，其专著《数据产业》也为我们提供了借鉴。章节编写工作具体说明如下：于广军负责第1章第1小节和第16章；第1章的后面两小节由何萍和杨佳泓完成，何萍还撰写了第14章，杨佳泓还撰写了第5章；第2章和第4章由熊赟完成；第3章和第11章由余晓佳完成；第6章由陈诚完成；第7章由张敬谊完成；第8章由朱立峰完成；第9章由孙华君完成；第10章由史晓完成；第12章由吕晖完成；第13章由应晓华完成；第15章由潘铮完成。

最后，要衷心感谢的是阅读这本书的读者，感谢你们积极投身于医疗的大数据变革，愿我们更好地利用大数据，"让数据产生价值，让创新改变未来，让生活更加美好"。

于广军

目 录

第1章

医疗的大数据时代

于广军　何　萍　杨佳泓

在医卫信息系统和生物基因技术数十年的高速发展之后,医疗领域进入了"大数据时代"。面对数据海啸(data tsunami)和数据爆炸(data explosion),如何以数据创新探索未来的医学科学,如何在庞大的数据资源中快速获取信息以提升人类医疗集体经验,是亟待探讨的现实问题。

本章将从医疗信息化历史沿革出发,结合当前国内外医疗现状,给出医疗大数据的具体变革内容。

1.1 国内外医疗现状

自有人类以来,人就在和疾病做斗争。在古代,医疗质量源于个人责任,并没有政府干预,所以在两千多年前的古希腊时代就有了希波克拉底誓言,这是人类最早的职业道德。直到现在,医疗界还是沿用着这一以保障患者生命为最高准则的标准。

工业革命所带来的城市化和工业化,一定程度上增加了人罹患各种疾病的可能,人生了病就要用钱,于是人们开始互助联合,从每个人不时在同一个工厂某一个箱子里放点钱,逐渐演变成用商业医疗保险来分担风险。然而,商业医疗保险并不真正分担这种风险,因为其是以盈利为目的的,通常会排除万分之三到万分之五的大病概率人群。于是,这个健康和医疗卫生领域的话题逐渐成为全球范围内极其重要的政治经济焦点问题,各种解决方案层出不穷,以美国为例,就有20世纪90年代初为克林顿赢得美国大选的全民健保方案和新近出台的美国奥巴马医改,同样欧洲、亚洲各国也面临医疗改革。

目前,在全世界医疗卫生支出越来越昂贵。根据经济合作与发展组织(Organization for Economic Co-operation and Development)的统计数据,大多数成员国人均医疗费用支出均超过每年2 000美元,其中排名前十位的国家分别是:美国(7 960美元、占GDP 17.4%)、挪威(5 352美元、占GDP 9.6%)、瑞士(5 344美元、占GDP 11.6%)、荷兰(4 914美元、占GDP 12%)、卢森堡(4 808美元、占GDP 7.8%)、加拿大(4 478美元、占GDP 11.3%)、丹麦(4 348美元、占GDP 11.5%)、奥地利(4 298美元、占GDP 11%)、德国(4 218美元、占GDP 11.6%)、法国(3 978美元、占GDP 11.8%)。

1.1.1 美国奥巴马医改的原因: 医疗保险

医疗保险问题,是一种医生、患者和政府间的三角博弈。多年来,美国的医疗保险制度一直受到多方责难,不仅有国内的,还有来自国际社会的,甚至被世界银行(The World Bank)和世界卫生组织(World Health Organization, WHO)列为世界各国应吸取教训的经典案例。

美国的体制是一种比较典型的以市场为主导的,政府为弱势人群提供保险,主要是老年人和穷人,有别于大多数工业化国家的社会保险型或国家保险型,以复杂多样的自由市场型为主要特征,换句话说就是,按照市场的需要逐步形成了一个世界上最复杂、远没完善的医疗保险系统。美国的医疗保险制度大致由 3 部分组成:医疗照顾制度、医疗救助制度和工伤补偿保险。

1)医疗照顾制度

医疗照顾制度自 1966 年起正式实施,由美国卫生与公众服务部卫生服务经费管理局(Health Care Financing Administration, U.S. HCFA)直接管理,分为医院保险、补充医疗保险两部分。前者的资金来源于社会保障工资税的一部分,后者 25% 来自申请人的投保金,余下 75% 由政府一般收入解决。该制度是对 65 岁以上的老人及 65 岁以下因残疾、慢性肾炎而接受社会救济金的人提供医疗保险。保障的范围包括大部分的门诊及住院医疗费。受益人群约占美国人口的 17%。

2)医疗救助制度

医疗救助制度,是美国法律对低收入的人和家庭有提供医疗服务的规定,针对低收入人群、失业人群、残疾人群提供各种特别医疗项目,联邦政府支付 55%、州政府支付 45%,共同资助低收入居民,对其实行部分免费医疗,服务项目包括门诊、住院、家庭保健等,全国每年约有 3 000 万人受益。

3)工伤补偿保险

工伤补偿保险是一种普遍实行的基本社会保险计划,由雇主为雇员向保险公司购买工伤保险,当雇员因工伤事故而致残与损伤时,由保险公司支付治疗期间的工资和全部或部分医疗费用。

此外,医疗保险制度的组成还有:少数民族免费医疗和军人医疗计划,即向印第安人和阿拉斯加少数民族,以及所有现役军人、退伍军人及其家属,提供特别医疗保障。

在美国的医疗保险制度中,私营医疗保险公司承担着重要的角色,大约有 50% 的医疗费用来自私营医疗保险计划,同时政府医疗保险计划的很多工作也是由私营医疗保险公司去执行的,这些公司可分为营利和非营利性两种。

所以,美国医疗保险制度因其高度的多样性、分散性和复杂性,带来了很多问题,一方面是参保者难以选择保险和难以合理使用保险政策,造成参保和享受保险的困难;另一方面是对保险市场运作、管理和监控十分复杂,另外,还呈现出保险覆盖面不足、保障程度受限的问题。具体来说,尽管美国法律规定医院不得拒绝没有保险的人获得医疗服务,但是没有保险的人群在获取医疗服务的便利程度、水平、时间上都会受到很大的限制;即便是有保险的人群,由于保险种类的不同,在享受医疗服务的质量、水平、时间以及个人负担费用上都会有很大的差别。因此,在美国这一世界上经济最发达的国家里,很多人获得合理的医疗卫生服务是有困难的或是不足的。

同时,美国还是世界上医疗费用最高的国家,高额的医疗费用和市场机制,一方面刺激了美国医疗卫生业的发展,医疗技术、医药产品和医疗服务一直处于世界的领先地位,并且美国财富 50 强企业中有 76% 是健康产业企业或者设有专门的健康管理部门的企业。然而另一方面,上涨过快、过高的医疗费用,同样也造成了医疗保险费用的不断上涨,成为政府、企业、个人的沉重经济负担,一些企业、个人只好降低保障的水平,甚至放弃保险,使得实际的平均健康水平和平均医疗质量低于大多数发达国家,与高额的费用极不相称。

美国医疗保险制度的这种"例外性"和存在的问题,使近 20 年来要求改革的呼声越来越高,以至于成为美国总统竞选的一个热门话题和重要的政府工作目标,奥巴马医改就是其中之一,甚至其引发的争议直接导致民主、共和两派政治势力的对抗升级,成为美国政府一度停摆的主要原因。其实,奥巴马医改法案已经是一个妥协的产物,原有以雇佣关系为基础的私人医疗保险公司角色并没有发生根本性的变化,只是政府通过扩大私人医疗保险增加了覆盖面,将更多的穷人纳入保障。其对策是"强制医保",即在 1501 章"个人强制"(individual mandate)条款中,要求每个公民从 2014 年开始购买最低限度的医疗保险,否则将罚缴滞纳金 95 美元;若仍不购买保险,罚金将于 2015 年升至 325 美元,2016 年升至 695 美元,这一强制医保条款是医改计划的核心,根据分摊原理,只有所有民众加入医疗保险,才能将保险费用降至最低。

1.1.2 医疗体制存在的问题:医患矛盾

在我国,近 30 年来医疗体制不断改革探索。据 2005 年 8 月,中国青年报社会调查中心通过央视资讯 ePanel 会员系统的一项民意结果显示,对医疗体制变化确认满意的仅有来自全国 733 名 30 岁以上人群的 10%。

医改所面临的重要问题之一,就是医患关系的紧张,医务工作者已不再拥有以前"不为良相,便为良医"的崇高地位,有一些人甚至认为医生的角色就是摇摆于"天使"与"魔鬼"间。例如,在 2003 年 SARS 之前,医患关系很紧张,大家对医院有诸多抱怨,但是 SARS 暴发时,医务工作者一下子地位明显提升,但是 SARS 过后,又回复到原来状况。

当然,医患矛盾不只是中国有,例如,根据德国卫生当局公布的统计资料,其每年有高达 10 万起医疗事故引起医患纠纷;而另据萨尔茨堡护理大会公布一项研究报告,奥地利约有三分之二的医护人员曾遭患者或患者家属殴打。2004 年,美国职业安全卫生管理局(Occupational Safety and Health Administration, U. S. OSHA)就这一问题颁布了第一版的《医疗和社会服务工作者防止工作场所暴力指南》,内部包括如何建立一个安全的医疗环境,避免和防范暴力侵入,其中有 3 方面可操作的规定:一是医院的报警防范设施和与警方的合作,如医疗场所必须安装报警钮、配备手持报警器、移动通信步话机、24 小时监控等有效的报警系统;医院大门必须装备金属探测器,以避免凶器入内;设置紧急员工避险房间,保证治疗区有备用出口;家具布置和治疗区陈设应避免妨碍员工脱困,避免设置容易刺激暴力或被利用来行凶的物品。二是美国的医院多有严格的门禁制度,医院须建立暴力记录的患者"限制访客"名单,并发放给护士站和访客签到处;医院有权了解患者的行为是否有暴力或攻击倾向;建立一个发现有攻击性行为的问题患者记录本。三是对医护人员的建议,如不鼓励佩戴项链等饰品,防止发生冲突时伤及自身等。和美国不同,加拿大的医院是允许和鼓励患者家属陪护的,但对住院时间进行了控制的严格,再加上医生非手术轮候时间一般不在医院,也通常不固定在一个医院里,有效减少了医患摩擦的发生。英国则设立了 MPS 医师自助组织,这是全世界最大的医生互助责任保险组织之一,拥有 24.5 万多名会员,会员专业几乎涵盖临床医学的所有领域,所有会费都将用于处理医疗赔偿案件,以帮助医生处理患者的投诉,使医生和医院都脱离了赔偿的具体事务,既保护了医生,同时也把保护患者利益放在同等重要的位置,积极参与对医生的再教育、打击伪劣医疗和揭露庸医。

1.2　医疗信息化的历史沿革

众所周知,美国是全世界医疗卫生信息系统研发、应用的领跑者,著名的有:犹他州盐湖城 LDS 医院(LDS Hospital-Salt Lake City)的 HELP 系统、麻省总医院(Massachusetts General Hospital)的 COSTAR 系统,退伍军人管理部(Department of Veterans Affairs, U. S. DVA)的 DHCP 系统等。很明显,一般国家的医疗信息系统是按照医疗机构信息化、医疗设备信息化和医疗服务信息化的顺序发展的,如 20 世纪 60 年代的医院管理信息系统(hospital management information system, HMIS or MIS)、70 年代的临床信息系统(clinical information system, CIS)和 80 年代的影像存档与传输系统(picture archiving & communication system, PACS)。然而在我国,由于国家信息化战略的侧重与新一轮医疗制度改革的催生,从历史沿革角度看,医疗设备和医疗服务的信息化是被涵盖在医疗机构信息化之内,大有赶超美国之势,同时我国区域医疗信息化建设的开始时间几乎与世界其他国家相仿,而收效则更为明显,充分体现了鲜明的中国发展速度。

1.2.1　医疗卫生信息化概念

信息化(informatization),从技术效果上看是将现实世界中的事物以数据的形式存储到"计算机系统"中,所以无论何种软硬件交替,留下的只有数据。

从概念上说,医疗卫生信息化是指在医疗卫生体系下构成的相关方,包括各层级医疗机构、卫生服务机构、医疗监管机构、医疗卫生服务人员、医疗卫生服务对象等,利用信息技术,提高医疗卫生服务质量、加强医疗卫生行业监督监管、促进医疗卫生信息交流或知识共享,以此推动医疗卫生改革、发展和转型的过程。

因此,医疗卫生信息化是一种以提高健康服务为目的,兼有普惠性和成本效益的信息化过程,能够实现:① 使医疗卫生服务人员在任何时间、任何地点都及时获取必要的信息,以支持高质量的医疗卫生服务;② 使公共卫生工作者能全面掌控人群健康信息,做好疾病预防、控制和健康促进工作;③ 使居民能掌握和获取自己完整的健康资料,参与健康管理,享受持续、跨地区、跨机构的医疗卫生服务;④ 使卫生管理者能动态掌握卫生服务资源和利用信息,实现科学管理和决策,从而有效控制医疗费用、减少医疗差错、提高医疗质量。

1.2.2 医疗机构信息化发展

医疗机构信息化是以医院为重心的,而医院是一个典型的兼具劳动和知识双重密集型特征的机构。患者到医院就诊、住院乃至手术,一般需要经过一套十分复杂的诊疗流程才能完成,其中涉及大量物流、费用乃至复杂的诊疗信息的处理;医生为患者进行的诊断和治疗行为同样很复杂,经常需要采集大量的相关信息并借助专业知识进行综合分析,这种专业知识涉及基础医学、医学影像学、解剖学、药理学、病理学以及心理学等多个学科。信息化是以需求为导向的,医疗业务本身的复杂性直接决定了为其提供技术支撑的医院信息系统的复杂性。同时,医院的规模、专业特色和管理水平的差异,又加大了信息产品开发的技术难度和创新要求。

结合国际上统一的医疗信息化划分标准与我国特色,医疗机构信息化由以下部分组成。

1) 医院管理信息系统

医院管理信息系统,指以收费为中心,对门急诊的挂号、划价、收费、配药,住院患者的医嘱、配药、记账,以及医院的人、财、物等工作,实施计算机网络管理,对由各信息点采集的数据进行初步统计分析,并提供管理人员查询、管理和决策。

目前,中国的大型医院基本建立了成熟的医院管理信息系统,应用面正在不断扩展,并且已逐渐应用无线技术和手持设备等;中小型医院、社区卫生服务中心和乡镇卫生院均已开始部署医院管理信息系统。

2) 临床信息系统

临床信息系统,指以患者为中心,使用影像存档和传输系统(PACS)、放射信息系统(radiology information system, RIS)、检验信息系统(laboratory information management system, LIS)、病理信息系统(pathology information system, PIS)、手术室信息系统(operating room information system, ORIS)等,用来全面收集患者的临床信息,并通过医生工作站提供给医生。医生可使用电子医嘱录入系统(computerized physician order entry,

CPOE)录入处方、医嘱和检查申请单,查询检查结果,以医疗文件"无纸化"来提高诊治的自动化。

目前,中国的大型医院正处于临床信息系统建设的高峰期,影像存档和传输系统等各子系统的部署和运营虽处于相对独立的阶段但已趋于成熟,在比较先进的医院已经开始进行系统的集成整合,以下对各子系统详细介绍。

(1) 影像存档与传输系统　是为实现对医学影像检查设备产生的图像数据进行获取、存储、查询、管理、处理、显示、打印和进行异地通信的信息系统。

(2) 放射信息系统　用来保存、传送患者的人口学信息、病灶图形图像等临床资料数据的信息系统,其内容涵盖了患者进入放射科开始的一切信息记录,涉及放射科的全部日常工作、病例统计和科研管理。具体流程是:在做影像检查时,患者资料从医院信息系统(hospital information system, HIS)和 RIS 中传输到 PACS;在书写诊断报告或复查时,工作站除了显示患者图像,还能显示 HIS 和 RIS 中患者的各种临床记录;临床医生可以即时在 HIS 中看到患者的检查图像,以达到信息共享;而对于曾有过影像检查的患者,能够将患者信息长期保存以备检索调用和前后对照。

(3) 检验信息系统　是用来处理实验室检验过程的信息系统,通常会像 RIS 一样与其他信息系统(如 HIS)相连接,实现信息实时共享,以提高工作效率、降低医疗差错,是医院信息系统实现一体化管理的重要组成部分。

(4) 病理信息系统　主要是为了解决病理科的患者信息、科室信息及影像信息的数字化存储管理,除了能实现医疗信息资源充分共享外,还能在直接辅助医生诊断的基础上,间接提高医院的诊疗水平。

(5) 手术室信息系统　是用来处理医院手术科室的信息系统,一般通过对手术的安排、费用等情况的记录,实现与其他医院信息系统的数据共享。由于手术室信息系统投入成本较大、专业性较强,因而其在大型医院中应用较多,而国内其他一些医院则正在逐步建设和完善中。

根据国家卫生部(现卫生和计划生育委员会,简称卫生计生委[①])统计信息中心在 2010 年对全国 3 765 所医院信息化现状的调查结果,以费用和管理为中心的全院网络化系统应用已经超过了 80%。另据中国医院协会信息管理专业委员会对 2012 年的我国医院信息化状况调查结果,许多医院临床信息系统已得到快速的发展和应用,其中:检验信息系统占58.75%,住院护士工作站占 80.31%,病区医生工作站占 66.56%,门诊医生工作站占63.48%;在沿海经济发达地区,越来越多的医院已开始全面应用电子病历(electronic medical record, EMR)、全院 PACS、移动、无线、个人数字助理(personal digital assistant, PDA)、平板电脑(tablet PC)、射频识别(radio frequency indentification, RFID)、万兆网络、服务器集群等先进的系统和技术。这些数据充分表明了近几年来我国医院信息化所呈现

---

① 2013 年,国务院将卫生部的职责、人口计生委的计划生育管理和服务职责整合,组建国家卫生和计划生育委员会。

的健康和迅速发展态势。

目前,为配合卫生计生委开展的"以患者为中心,以提高医疗服务质量"为主题的医院管理年活动,各地各级医院纷纷加快了医疗机构信息化建设步伐,优化就诊流程,简化看病流程,实行挂号、检验、交费、取药等一站式付费、无胶片、无纸化服务,以减少患者排队挂号等候时间,逐步缓解"三长一短"现象(挂号、候诊、收费队伍长,看病时间短)。

1.2.3 区域医疗信息化建设

在 2006 年中共中央办公厅、国务院办公厅印发的《2006—2020 年国家信息化发展战略》中,党中央、国务院明确提出医疗卫生等九大领域应缩短城乡、区域和行业差距是全面建设小康社会、构建社会主义和谐社会和建设创新型国家的迫切需要和必然选择,可见,信息化战略已提升到现代化建设的全局高度。医疗卫生领域信息化建设更强调统筹规划电子病历应用发展,促进医疗、医药和医保机构的信息共享和业务协同,以满足医疗体制改革。为实现这一目标,则需要:在一定区域和范围内,以居民健康档案的建设和应用为中心,为医生、患者、医院管理机构、医疗支付方以及医药产品供应商等机构提供以数字化形式收集、存储、传输、处理医疗、卫生数据的业务和技术平台,并以此支持医疗服务、公共卫生以及卫生行政管理的决策过程。通过区域医疗信息化建设,可以将分散在不同机构的医疗与健康数据整合起来,从而满足与其相关的各种机构和人员需要。

从国际上看,区域医疗信息化已成为发展趋势。2000 年 9 月,加拿大由联邦政府注资成立了 Health Infoway 项目公司,作为一个独立的非营利性机构,领导和负责全国范围内电子健康信息、兼容的标准、通信技术的开发和实施。自 2002 年,Health Infoway 投资 12 亿加元开发区域卫生信息共享基础架构,于 2009 年为 50% 的加拿大人口建立电子健康档案(electronic health records, EHR),计划于 2020 年百分之百覆盖。2004 年,美国前总统乔治·沃克·布什在众议院年度国情咨文中专门强调了医院信息系统建设,要求在 10 年内,确保绝大多数美国人拥有共享的个人健康记录(personal health records, PHRs);2009年,现任总统奥巴马专门在 7 870 亿美元复苏经济刺激方案中,拿出 500 亿美元用于推进区域医疗信息化发展。自 2003 年到 2004 年年底,英国政府陆续与多家跨国医疗卫生信息化巨头签署了为期 10 年、总金额逾 60 亿英镑的建设合同,拟搭建和部署一个全国性的卫生信息网,通过这一信息网,患者可以选择并预约医院服务、获取自身的电子病历档案并办理出院手续等;医生可以实现包括电子病历、电子处方、医学影像共享及远程医疗咨询等。截至 2013 年年底,该全国性区域医疗信息网已经取得了阶段性成就,成为欧洲国家级卫生信息化建设的典型代表。

尽管中国绝大多数地区的区域医疗信息系统目前尚处于摸索和试验阶段,但在华东地区,区域医疗已基本建成了信息共享平台,实现横向的数据整合。由上海申康医院发展中心牵头,实施的"市级医院临床信息交换与共享平台(即医联工程)"自 2006 年底启动建设,现已实现上海市 38 家市级医院临床信息互联互通,拥有 3 900 万患者诊疗档案,是国内最大的患者诊疗库。在此基础上,上海市结合公共卫生信息平台建设,初步建成了上海市市民电子健康档案,涵盖六大类业务应用,包括:健康档案和检查检验报告网上查询、网上预约、慢性病全程管理、重复检验检查和用药智能提醒、院际协同医疗等。

另外,作为卫生计生委、国务院医改领导小组办公室共同确定的 16 个公立医院改革和信息交换平台试点城市之一的湖北省鄂州市,在区域医疗信息化建设方面取得了明显的进展,整合了 3 家市级医院、32 个社区卫生服务中心、26 个乡镇卫生院以及 300 多个村卫生室,服务人口达到 108 万人。

1.3 大数据时代的医疗变革

正如英国学者维克托·迈尔-舍恩伯格(Viktor Mayer-Schonberger)在其著作《大数据时代》(*Big Data: A Revolution That Will Transform How We Live, Work, and Think*)中所表述的,医疗领域的变革同样存在于生活、工作与思维三点上,大致表现在以下两方面:一是为人类医疗集体经验的快速提升提供帮助,这种颠覆式创新将让每个人都成为控制自己疾病的主人;二是"取之不尽、用之不竭"的医疗数据创新是显性的,带来极具商业价值的产业效应。

1.3.1 医疗大数据的研究内容

医疗的英文表述是 medical,有治疗、保健的意思,从字面理解,无非与疾病、药物、医生和患者有关,所以医疗大数据研究的内容也应是这四方面,在数据库中知识发现(knowledge discovery in database,KDD),从无知到有知,理解关系(relation)、理解模式(pattern)和理解原理(principle),并为医学"循证"提供完备的实用性数据证据。

1)疾病

疾病,是生物在一定原因的损害性作用下,因自稳调节紊乱而发生的异常生命活动过程。多数是机体对病因所引起的损害发生一系列抗损害反应,表现为机能、代谢和形态结构的异常变化,从而导致体力减弱甚至环境适应能力丧失。

现代医学常规的疾病探测标准是"与人体正常形态与功能的偏离",即测量人体的各种生物参数(包括智能),从统计学常态分布规律来判断是否异常,如计算均值或 95% 的健康个体所在范围,过高或过低,就是"不正常",疾病就存在于这"不正常"的范围中。然而,正常人的个体差异和生物变异很大,有时这一规则并不适用。例如,一个长期缺乏体力活动的脑力工作者并不能适应常人能够胜任的体力活动,这不一定是有病;又如,智商大大超过同龄人的是天才,而不是患者。另外,疾病是有致病原因的,但不一定是单一因素,这是一种完整机体的反应,引起的却是在一定脏器的特殊变化。

所以说,理解疾病是疾病预防与控制(disease prevention and control)的关键,是整个人类社会的美好愿景,中国古代"伏羲制九针""神农尝百草"等神话传说,也有力地证明了千百年来人们为征服疾病的不懈努力。

随着医学及其相关领域数据的海量累积,越来越多的医疗临床实验转变为搭建环境、使用工具和实验对象都是"数据"的数据实验,这为人们从一个全新的角度理解疾病提供了方法和手段。例如,基因测序这种应用大数据技术所实施的生物数据整合与分析,能对疾病的"预知、预防而非单纯的诊治";又如,使用慢性病演变分析,能从不同病程获悉慢性病的发生、发展和演变规律;再如,使用搜索引擎或挖掘动态社交网络模式,能对流行病进行追踪和预测,等等。

2) 药物

一般认为,药物治疗是医疗的一项重要内容。药物,是指可以暂时或永久改变或查明机体的生理功能及病理状态,具有预防、诊断、治疗或保健的物质。目前,包括化学合成药物和生物制剂等在内的处方药品就有 6 000 多种,如中药材、中药饮片、中成药、化学原料药及其制剂、抗生素、生化药品、放射性药品、血清、疫苗、血液制品和诊断药品等,另外还有无数的补充剂、草药和替代疗法。

药物不良反应(adverse drug reaction,ADR),是患者在使用某种药物的治疗疾病的时候所产生的与治疗无关的作用,通常来说,这种作用不利于患者的治疗,如副作用、毒性反应、变态反应、继发性反应、后遗效应和致畸作用等。不良反应是药物所具有的两重性之一,完全没有不良反应的药物是不存在的;同时,不良反应的发生也是有一定比例的,不是所有使用该药物的患者都会出现不良反应;每个出现不良反应的患者之间,其出现的不良反应表现和程度也不一定相同,存在着很大的个体差异性。目前,大数据技术已被用于发现各种药物组成成分的不良反应关联、某种药物在特殊人群中的差异或特异治疗模式等。

另外,数据创新已经介入新药研发和联合用药等问题的分析。例如,连接到其他医疗数据源进行交叉比对,以某些临床试药组患者在后续时期用药问诊状况等,来反馈新药代谢、毒理或不良反应等;又如,关联分析具有交互作用的药物关系、用药变化与治疗手法关系,发现配伍禁忌、医生处方异常等。

3) 医生

患者、医院管理机构或保险机构,都很有兴趣了解医生,希望获悉的内容有:教育背景、工作经历、所学专长、健康状况、行事风格和医疗态度等,以期减低医疗过程中的不确定性或潜在风险。然而,这些可能涉及医生个人隐私的信息并不是关键,最应该被了解的是医疗行为。这是因为,医疗行为的界定同时要满足两项条件,其一行为主体是医生,其二行为目的是诊疗疾病。那么,如何来了解医生的医疗行为呢?答案是:充分利用电子病历等医疗数据资源规范医疗行为。

电子病历并非是患者传统纸质病历单纯的电子化,而是实现病历信息的采集、存储、传递、表现和加工利用。挖掘电子病历数据,能从临床路径上用数据循证医学证据,建立起有关临床治疗的多种常规模式,并最终起到规范医疗行为的作用,减少变异、降低成本、提高质量,这无疑是有重要价值的。目前,哈佛医疗联盟(Partners Health Care)已获得美国国家卫生研究院(National Institutes of Health, U. S. NIH)的一些项目,正在开展医疗服务质量跟踪研究,例如,交叉比对电子病历中的医嘱与用药记录,以发现医疗差错或不良医疗行为。当然,大数据技术在方法上比现在常用的自然语言处理(Natural Language Processing, NLP)有优势得多,例如,在使用去重算法剔除医嘱模板的基础上,找到医生的处方偏好等。

4) 患者

患者是医院服务的主要对象,几乎所有医院在获取患者医疗体验的时候,都采用了自己或是相关方设计的调查问卷。这种调查问卷一般分为主观意见收集和客观满意度评分两类,很多时候,结果中的主观部分患者经常草草作答并不愿意提供真实意见;而客观部分的打分评价无法反应患者的主观体验。因此,很多医院的医疗体验部门形同虚设。

当前,一些研究者已经开始关注到互联网尤其是社交网络的社会影响力,希望从这里收集患者及其家属或朋友的相关评论,以了解其真实需求和偏好,再针对性改进某些医疗机构的医疗服务。不可否认,这是一个很好的方法,这种隐匿了身份的"虚拟"人在交流过程中所产生的观点、感情和社会关系,比现实的更真实,使用这些数据了解人际互动,更易于理解个体的行为态度倾向、感知行为控制和主观规范等问题。同时,使用这些数据的挖掘结果来改善现有的调查问卷问题设置,也不失为一个很好的方法。应当看到,只有了解了患者的真实体验,才能从根本上解决医患矛盾。

1.3.2 医疗服务的未来: 你是自己最好的医生

在人类社会发展中,医疗也是其中的一个子系统,所以经济发展最终是需要考虑人的健康问题。

亚健康这个词产生于现代,特指现代人的一种身体状态,这是一种介于健康与疾病之间的临界状态,虽然没有明确的病灶,但精神委靡、体力减弱、环境适应能力下降,如失眠、乏力、食欲差、易疲劳、心悸、抵抗力差、易激怒、经常性口腔溃疡等。

现存的最早医学典籍《黄帝内经·素问》中有"上工治未病"一说,当代名医陆广莘先生曾点评"上医治未病之病,谓之养生;中医治欲病之病,谓之保健;下医治已病之病,谓之医疗",以现代医学的说法,"上医"属于养生学,"中医"属于保健学,或称预防医学,"下医"才是现今理解的医疗。那么如何养生呢?2010 年,北京中医药大学的程凯曾出过一本书,书名比较特别——《你是自己最好的医生》,而这也是其书的核心观点,这一观点点出了养生的核心。

简单来说,养生至少应具备三方面知识,即医学常识、急救知识和良好的生活习惯,这些都可以使用大数据技术逐步实现。例如,挖掘个人健康档案、医生医嘱和诊疗记录等,以获得个性化养生信息,从而降低健康维护和疾病预防的成本。应当看到,这同时也是一个很有市场、具有商业价值的产业发展方向。

第 2 章

医疗大数据基本概念

熊　赟

　　尽管很多人对于大数据这个概念已经"耳熟能详"了,但是在具体含义及其相关内涵上仍需要再次阐述,而且与医疗领域相结合的基本概念及其相关问题还没有被人具体表述过。

　　本章将从定义、分类、描述、生命周期入手对医疗大数据加以说明,以此综述现有国内外研究现状及其面临的挑战。

2.1　医疗大数据定义

　　人们在讨论大数据的时候,较多地是使用若干基本特征去认识它。例如,IBM 把大数据的特征概括为 3 个"V",即规模(volume)、快速(velocity)和多样(variety)。而更多的人习惯将其概括为 4 个"V",也就是增加一个价值(value)。应当看到,医疗大数据的价值是很大的,根据国际数据公司(International Data Corporation,IDC)的预测[1],中国的大数据市场在 2012~2016 年将增长 5 倍,其中最多份额将集中在政府、银行、医疗卫生、电信等四大行业。

　　诚然,在医疗卫生领域,各种信息系统在医疗机构的广泛应用以及医疗设备和仪器的数字化,使医院数据库信息容量不断膨胀,这些医疗信息资源对于疾病的管理、控制和医疗研究都是非常有价值的。

　　作为传统行业,医疗卫生行业的 IT 建设具有一定的复杂性与特殊性。在任何一个初具规模的医院,每天接待上万的患者前来就诊,患者的基本信息、影像信息与其他特殊诊疗信息汇集在一起是一个庞大的数据。据统计,上海市区域医疗信息平台(上海市"医联工程"及区县卫生数据中心)已经积累了覆盖 3 900 万人群、1 400 TB 数据量的电子诊疗与健康档案等医疗卫生数据(涵盖了全市 38 家三级医院 3 900 万就诊人群的诊疗信息,包括患者基本信息、就诊信息、健康档案、检验及影像检查报告、医学影像图像文件、住院相关病历、医保结算等医疗卫生数据,涉及就诊记录 2.1 亿条,处方记录 9.1 亿条)。日积月累,这个数据量将会持续快速增长,为医院的数据存储、集成、调用等应用带来巨大压力。除了数据规模巨大之外,医疗行业的数据类型和结构极其复杂,如 PACS 影像、B 超、病理分析等业务产生的非结构化数据,这些数据存储复杂,并且对传统的处理方法和技术带来巨大挑战。

　　医疗数据是医生对患者诊疗和治疗过程中产生的数据,包括患者基本数据、入出转数据、电子病历、诊疗数据、医学影像数据、医学管理、经济数据等,以患者为中心,成为医疗信息的主要来源。相对于其他行业,医学中的数据类型更加多种多样,如电子病案中关于人口学特征的数据为纯文本型;检验科中有关患者生理、生化指标为数字型;影像科中如 B 超、CT、MR、X 线片等为图像资料。

医疗大数据的来源主要有以下 4 个方面:

(1) 制药企业、生命科学 药物研发所产生的数据是相当密集的,对于中小型的企业也在百亿字节(TB)以上的。在生命科学领域,随着计算能力和基因测序能力逐步增加,美国哈佛医学院个人基因组项目负责人詹森·鲍比就认为,到 2015 年,将会有 5 000 万人拥有个人基因图谱,而一个基因组序列文件大小约为 750 MB[4]。

(2) 临床医疗、实验室数据 临床和实验室数据整合在一起,使得医疗机构面临的数据增长非常快,一张普通 CT 图像含有大约 150 MB 的数据,一个标准的病理图则接近 5 GB。如果将这些数据量乘以人口数量和平均寿命,仅一个社区医院累积的数据量就可达数万亿字节甚至数千万亿字节(PB)之多。

(3) 费用、医疗保险、利用率 患者就医过程中产生的费用信息、报销信息、新农合基金使用情况等。

(4) 健康管理、社交网络 随着移动设备和移动互联网的飞速发展,便携化的生理设备正在普及,如果个体健康信息都能连入互联网,那么由此产生的数据量将不可估量。

由此,医疗数据可以主要归纳为以下几种类型:医院信息系统(HIS)数据、检验信息系统(LIS)数据、医学影像存档和传输系统(PACS)数据和电子病历(EMR)数据。其中:HIS 是医院的核心系统,是对医院及其所属各部门的人流、物流、财流进行综合管理的系统,围绕着医疗活动的各个阶段产生相关数据,包括各门诊数据及病房数据两大主流数据流。LIS 是 HIS 的一个重要组成部分,其主要功能是将实验仪器传出的检验数据经分析后,生成检验报告,通过网络存储在数据库中,使医生能够方便、及时地看到患者的检验结果。PACS 数据主要是将数字化医院影像科室日常核磁、CT、超声、各种 X 线机、各种红外仪等设备产生的图像存储起来。EMR 不同于以医疗机构为中心的门诊或住院病历,是真正以患者为中心的诊断和其他检验数据的"数据池",它将患者诊断过程中生成的影像和信号,如 X 线检查、CT 扫描等纳入电子病历中,并以统一的形式组织起来。

综上所述,医疗行业的数据已经呈现出的大数据的主要特征。医疗大数据定义如下。

随着医疗卫生信息化建设进程的不断加快,医疗数据的类型和规模正以前所未有的速度快速地增长,以至于无法利用目前主流软件工具,在合理的时间内达到撷取、管理并整合成为能够帮助医院进行更积极目的的经营决策的有用信息。规模巨大的临床实验数据、疾病诊断数据以及居民行为健康数据等汇聚在一起形成了医疗大数据,并呈现出大数据的特性,即:

(1) 数据规模大(volume) 例如一个 CT 图像含有大约 150 MB 的数据,而一个基因组序列文件大小约为 750 MB,一个标准的病理图则大得多,接近 5 GB。

(2) 数据结构多样(variety) 医疗数据通常会包含各种结构化表、非(半)结构化文本文档(XML 和叙述文本)、医疗影像等多种多样的数据存储形式。

（3）数据增长快速（velocity） 一方面，医疗信息服务中包含大量在线或实时数据分析处理，例如，临床决策支持中的诊断和用药建议、流行病分析报表生成、健康指标预警等；另一方面，得益于信息技术的发展，越来越多的医疗信息被数字化，因此在很长一段时间里，医疗卫生领域数据的增长速度将依然会很快。

（4）数据价值巨大（value） 毋庸置疑，数据是石油，是资源，是资产，医疗大数据不仅与每个人的个人生活息息相关，对这些数据的有效利用更关系到国家乃至全球的疾病防控、新药品研发和顽疾攻克的能力。

除了大数据所具有的特征（即 volume，variety，value，velocity）外，医疗大数据还具有多态性、不完整性、时间性及冗余性等医疗领域特有的一些特征。

（1）多态性 医疗大数据包括纯数据（如体检、化验结果）、信号（如脑电信号、心电信号等）、图像（如 B 超、X 线等）、文字（如主诉、现/往病史、过敏史、检测报告等），以及用以科普、咨询的动画、语音盒视频信息等多种形态的数据，是区别于其他领域数据的最显著特征。

（2）不完整性 医疗数据的搜集和处理过程经常相互脱节，这使得医疗数据库不可能对任何疾病信息都能全面反映。大量数据来源于人工记录，导致数据记录的偏差和残缺，许多数据的表达、记录本身也具有不确定性，病例和病案尤为突出，这些都造成了医疗大数据的不完整性。

（3）时间性 患者的就诊、疾病的发病过程在时间上有一个进度，医学检测的波形、图像都是时间函数，这些都具有一定的时序性。

（4）冗余性 医学数据量大，每天都会产生大量信息，其中可能会包含重复、无关紧要甚至是相互矛盾的记录。

2.2 医疗大数据分类

根据大数据在医疗行业的主要应用场景医疗大数据可分为以下 3 类。

1）医药研发大数据

大数据技术的战略意义在于对各方面医疗卫生数据进行专业化处理，可以使对患者甚至大众的行为和情绪的细节化测量成为可能，挖掘其症状特点、行为习惯和喜好等，找到更符合其特点或症状的药品和服务，并针对性地调整和优化。医药公司在新药品研发阶段，可以通过大数据建模和分析，确定最有效的投入产出比，从而配备最佳资源组合。除了研发成本，医药公司还可以更快地得到回报。同样通过数据建模和分析，医药公司可以将药物更快推向市场，生产更有针对性的药物，获得更高潜在市场回报和治疗成功率的药物。

2）疾病诊疗大数据

2012 年，我国高血压发病率接近 18%，患者接近 2 亿，糖尿病患者约 5 000 万，血脂异常患者1.6亿。通过健康云平台对每个居民进行智能采集健康数据,居民可以随时查阅,了解自身健康程度。同时,提供专业的在线专家咨询系统,由专家对居民健康程度做出诊断,提醒可能发生的健康问题,避免高危患者转为慢性病患者,避免慢性病患者病情恶化,减轻个人和医保负担,实现疾病科学管理。

另外,通过对大型数据集(如基因组数据)的分析提供个性化医疗方案。个性化医疗可以改善医疗保健效果,如在患者发生疾病症状前,就提供早期的检测和诊断。个性化医疗目前还处于初期阶段,麦肯锡估计,在某些案例中,通过减少处方药量可以减少30%~70%的医疗成本。

3) 公共卫生大数据

大数据可以连续整合和分析公共卫生数据,提高疾病预报和预警能力,防止疫情爆发。公共卫生部门则可以通过覆盖区域的卫生综合管理信息平台和居民健康信息数据库,快速检测传染病,进行全面疫情监测,并通过集成疾病检测和响应程序,进行快速响应,这些都将减少医疗索赔支出,降低传染病感染率。通过提供准确和及时的公共健康咨询,将会大幅提高公众健康风险意识,同时也将降低传染病感染风险。

2.3　医疗大数据描述

2.3.1　元数据

元数据描述数据的产生、并随时间推移而演化的整个过程的信息,为数据提供了一个参考框架,用于让使用者更好地获取、使用和管理信息资源。元数据概念在不同的领域中定义略有不同,数据仓库之父比尔·恩门(Bill Inmon)对于元数据的定义是描述数据的数据[1]。元数据与传统关系数据库的数据字典类似,它描述所属数据集的物理组织、数据模型、表结构、用户权限等信息。但元数据的描述功能远不止这些,它包括了来自内外部的所有物理的和知识性的信息,包括物理数据的格式、技术和业务规则、数据组成和约束以及所使用的数据结构等方面。元数据分为技术元数据、业务元数据和过程元数据。

1) 技术元数据

主要包括定义数据结构的元数据,如表、字段、数据类型、索引和关系引擎中的分区,以及数据库、维度、度量和数据挖掘模型。在数据清洗(extract-transform-load, ETL)过程中,技术元数据为特定任务定义了来源和目标、转换过程以及相互之间的关联及映射等。甚至于对于数据模型和报表展现方面的信息也可以归于这一类。

2) 业务元数据

业务元数据利用不同用户可访问的形式从业务的角度描述了数据集的内容和用户。

它向业务人员介绍了有什么样的数据、数据的来源、含义，以及该数据在数据仓库中和其他数据的关系和约束，令业务人员也能很好地理解数据的用途。这部分数据的组织也可能有不同的分组、层次甚至粒度。

3）过程元数据

过程元数据是在数据资源和数据挖掘分析应用过程中用于任务事件度量的数据。描述了各种操作的执行状态和结果。在数据清洗（ETL）过程实施中，每个任务都会记录有关任务执行情况的关键数据，如任务开始时间、结束时间、执行共性状态、返回结果等，甚至在用户执行分析查询等相关操作时，也会有类似的元数据产生，是对系统进行性能监控和改进的重要参考。

元数据为最终用户和决策分析人员通过分析历史数据来探索新的业务决策提供了各种可能性，极大地方便了数据的存取、管理、定位和加深了业务人员和技术人员对数据的进一步了解。用户在进行数据分析时，利用元数据就可以预先知道有哪些数据，在何处可以获取到所需的数据，节省了大量对数据集合物理和逻辑结构的探索工作。

借助共享的元数据，每个系统能够访问有关数据存储位置以及与其关联的业务规则和逻辑，保证每个用户能查看潜在更改带来的影响。包括元数据血缘分析、变更管理和数据审计等，以提供数据集成融合的可回溯能力。

元数据犹如数据集合的DNA，它描述了数据集中各要素的组成、结构、来源以及彼此之间如何协作[2]。采用元数据知识库进行存储是目前公认的元数据收集组织方式[3,4]。其中集中式元数据知识库[5,6]（metadata repository）是当前元数据管理系统架构的研究热点，针对这种架构的应用实施也非常的广泛。结合元数据驱动的方法，利用知识库架构来组织数据转换任务的信息。这里的知识库利用树形层次化结构来组织声明元数据（declaration metadata）和过程元数据（procedural metadata），前者记录了各异构数据源的数据模型信息，包括了名称、表结构、数据域和类型等；而后者存储的是各类数据变化、转换的情况，帮助ETL工具完成转换任务。文献[7]分析了目前元数据知识库在数据整合上的应用情况，继而引出了元数据仓库（metadata warehouse）的管理方式。不同于简单的元数据知识库，元数据仓库专注于解决在决策支持应用中对于"变化"的管理。文献[8]分析了建立通用的元数据管理解决方案的可能性，同时还讨论了如何建立通用的数据模型和概念来将主流的业务信息结构表征出来，并在此基础上生成转换操作来完成数据的整合与转换，如联结（join）、联合（union）、匹配（match）、合并（merge）等。另外，还分析了是否能利用现有的一些技术（如数据整合技术、XML）来为通用元数据管理框架提供实施方案。

由于各厂商产品间元数据模型定义标准和元模型对象间的层次关系不一致[5,6]，使得数据建模、存储、管理工具之间的元数据难以共享和交换。这种现象严重阻碍了元数据管理的广泛应用，因此大量该领域专家和主流数据仓库厂商起草制定出了元数据建模和交换的标准——公共仓库元模型（common warehouse model，CWM）。CWM通过一套元数据模型和对象访问应用程序接口（application program interface，API）来对元数据进行语法和语义上的描述。同时采用统一建模语言（unified modeling language，UML）建模技术和 XMI/XML 为元数据定义和交换的标准[5]。在对象管理组（object management group，OMG）对于 CWM 规范的积极推动下，各大数据产品生产商也开始逐渐在数据库系统产品中实现对这一规范的支持，使得基于该规范的 ETL 技术的实现也有了广泛的研究[9,10]。然而由于 CWM 标准本身比较复杂，如果将元数据管理系统本身完全按照这个体系来进行模型设计会加大系统的复杂性。因此，研究人员开始尝试针对具体应用的自身特点来对 CWM 进行适当的修改，如不重写原有系统的元数据模型，只利用适配器将用作交换的 CWM 元数据转换为系统内部的某种中间格式，随后将中间格式的文档流转换为存储库支持的数据格式[11]，或者对元模型的关系层次进行裁剪，利用 XML 来实现类 CWM 式的元数据模型关系[12]。文献[13-16]等列举了数据仓库和 ETL 技术在我国医疗卫生领域中的应用。

2.3.2 本体

多年以来，我国医疗信息化建设工作一直在持续开展中，但是一直以来各医疗机构的信息系统相对封闭、医疗卫生数据不能实现互联互通。我国新医改方案提出要求建立实用共享的医药卫生信息系统，突出强调在区域内实现医疗卫生数据的互操作性的重要地位，因为医疗服务效率和生产力的提高都依赖于计算机之间的语义互操作性，在任何有需求的时刻和地方都能够传输信息、支持决策、减少不必要的重复、减少医疗时间的拖延并避免医疗过失。语义互操作性指的是两个或两个以上的系统或组件能够较好通信并且使用那些已经交换信息的能力。语义互操作性能够确保异构系统均采用同样的规范解析和处理数据，确保对医疗卫生数据能够无歧义的理解、解析和使用。区域内的医疗数据的语义检索和分析功能要求区域内的各接入医疗机构达到语义互操作性要求。

在医疗信息化的过程中，主要面临的问题是如何实现区域内异构医疗机构间医疗卫生数据互联互通，以及医疗卫生信息语义互操作，即两个或多个医疗机构间交换信息和对所交换信息进行使用的能力。医疗信息交换平台的建设，能够初步实现区域内医疗信息的语义互操作目标。医疗本体库的引入与应用有助于对各种信息进行安全的存储和有效的管理。医疗本体旨在明确医疗信息化领域的那些隐含在软件应用程序以及企业机构和业务过程当中的知识，为解决医疗信息领域中的语义障碍所造成的互操作性问题提供了一个方向。

本体（ontology）最早是一个在哲学上使用的概念（也有一种说法是"本体论"），从哲学的范畴来讲，本体是客观存在的一个系统的解释或说明，重点研究的是客观现实的抽象本质。后来这个概念为知识工程领域的学者所借用，在开发知识系统时被用来实现领域知识的获取。

在计算机科学与信息科学领域，明确本体的定义经历了一个过程。1993 年，Gruber 给出了本体的一个最为流行的定义，即"本体是概念模型的明确的规范说明"[17]。后来，Borst 在此基础上，给出了本体的另外一个定义："本体是共享概念模型的形式化规范说明"[18]。

Studer 等对上述两个定义进行了深入的研究,认为本体是共享概念模型的明确的形式化说明[19]。这包含 4 层含义:概念模型(conceptualization)、明确(explicit)、形式化(formal)和共享(share)。"概念模型"指通过抽象出客观世界的一些现象的相关概念得到的模型。概念模型所表现出的含义独立于具体的环境状态。"明确"指所使用的概念及使用这些概念的约束都有明确的定义。"形式化"指本体是计算机可读的,即能被计算机处理。"共享"指本体中体现的是共同认可的知识,反映的是相关领域中公认的概念集,即本体针对的是团体而非个体的共识。

本体库模型是通过本体描述语言来进行形式化表示的。一个好的本体描述语言应该具有定义完善的语法和语义,能够有效支持规则推理,表达充分而且方便。目前已有的本体描述语言有近 30 种,常用的有 RDF,RDFS,OIL,DAML,OWL,KIF,SHOE,XOL,OCML,Ontolingua,CycL 和 Loom 等十余种[20]。可扩展置标语言(extensible markup language,XML)是一种机器可读文档的规范,描述了文档的数据布局和逻辑结构,使用可嵌套的标签来对文档的内容进行标记[20]。XML 是一种采用标准化方法来定义其他语言的元语言,因为可以由用户自定义标签,并使用文档类型定义来规范自定义的标签和文档结构,所以具有非常好的可拓展性,可以应用于多种文件格式。记录定义字段(record definition field,RDF)是一种描述和使用数据的方法,是关于数据的数据即元数据。它为互联网上应用程序间交换机器能理解的信息互操作性提供了基础。RDF 模型位于 XML 层次之上,它支持对元数据的语义描述和元数据之间的互操作性,同时支持基于推理的知识发现而非全文匹配检索,因此说 RDF 为互联网中信息的表达和处理提供了语义化支持。网络本体语言(web ontology language,OWL)的运用能够使得词汇表中的词条的含义和词条之间的关系清楚明了地表达出来。语义网是源于对网络中的所有信息都被赋予了明确的含义,使得机器可以根据需求自动处理网络上的全部信息的一个设想。语义网使用 XML 定义定制标签格式,用 RDF 表达数据,同时更需要使用 OWL 来描述网络上文档内容中的术语的明确含义并确定它们之间的关系[21]。

本体的知识推理能力由描述语言决定,不同层次的描述语言具有不同的推理能力,根据所采用的本体描述语言的特点,定义一系列语义规则,可以实现一定程度的知识推理。知识推理技术主要有 RDF 层推理、本体层推理和逻辑层推理,它们分别位于三个不同层次。RDF 层以三元组的形式表示资源,采用 RDF 蕴涵规则进行有限形式的推理;本体层在前者的基础上加入了传递性、对称性以及属性的定义等更多的推理规则,实现了深度推理;逻辑层采用演绎、归纳和溯因三种形式,理论上具有更高的推理能力,是高层推理,但是尚未形成一个完整体系。

知识推理技术在医学领域具有广泛的应用场景,例如基于临床的领域本体的知识推理可以用于辅助临床诊断,也可以将本体知识推理用于预测疾病传播的趋势,还可以通过生物医学本体库推理出基因与疾病之间的关系来辅助科研与临床。完善的医学知识描述和知识组织是这些应用场景的推理技术的基础,医学知识推理需要大量的语义技术的支撑。

医疗领域的信息资源不仅局限于文献资源的整合,还包括文献和数据之间的整合,以及数据与数据之间的整合。医疗信息资源的类型有医学文献、专利、会议论文、临床实验报告、病历、照片、影像资料和基因组数据等。如此繁多的数据类型决定了医疗信息资源的整合过程必然是不容易的,除此之外,不同的系统获取资源的途径不同,存储方式不同,采用不同的术语规范及搜索策略,返回不同的结果形式等同样构成了当前异构的医疗信息资源整合的困难与障碍。

本体技术为医疗信息资源的整合提供了有力的支持,以元数据、本体为核心的资源整合成为一个主要的方向。本体可以作为上层概念模型对资源进行整合。通常基于本体的整合策略是首先构建和维护特定领域的本体,然后将不同来源的信息映射到这个领域本体,并计算两个来源不同的整合对象之间的相似度和差异度,从而决定在什么粒度上整合这些资源。本体通常采用 RDF 或 OWL 语言进行描述,RDF 或 OWL 描述的数据模型可以有效地支持不同来源数据、信息和概念的集成。

在对医疗本体库进行内部数据结构设计时,首先考虑能否通过对现有知识库、数据元标准进行复用来定义基础概念与概念集。这样可以有效地降低实现难度和工作量,保证发展进度。现有的医疗本体知识库多是由医学领域专家针对医学科研用途来对本领域内的本体元、层级结构和医学逻辑关系进行限定和开发的,其使用对象和科研目的相对单一,所以基本不具备通用性和适用性,而且开发成本大、适用范围较差。因此,在医疗本体库的开发可以考虑复用已有的医疗信息数据元及其标准。然而事实上,每个医疗机构采用的医疗信息数据元及其标准彼此之间存在较大差异,而且不可以通用,故采取其中任何一种标准都不能满足区域数据元语义互操作性的要求。具有全国范围内普适性的《卫生信息数据元目录》基本涵盖了目前医疗卫生服务中所产生的所有医疗信息数据,包括了规范化的定义与标识,在一定程度上具备比一般数据标准更高的语义互操作性。

通过可复用的数据元标准,可以获取到医疗本体库的基本本体概念元,但仍需要解决本体层级结构和逻辑关系等问题。本体库可以采用树形的父子类分层结构作为最基本的层级结构,同时参照其他文档规范对本体添加逻辑分类,保障在数据库检索和采集数据时的完整性。本体之间的其他逻辑关系可以参考对应医学病理学原理进行设定。

由于对各自学科领域和具体工程的不同,构建本体的方法也是各不相同的。目前尚没有一套标准的本体构建方法,但是构造本体时必须遵守一些原则。

万维网联盟(World Wide Web Consortium, W3C)对前人提出的本体建设原则进行了改进,提出了 5 条推荐标准,本体的构建应遵循以下原则。

(1) 清晰 本体必须有效地说明所定义术语的意思,定义应该是客观的,与背景独立的,当定义以一阶逻辑公理表达时,它应该是形式化的,定义应该尽可能地完整,所有定义应该用自然语言加以说明。

(2) 一致 本体应该是一致的,也就是说,它应该支持与其定义一致的推理,它所定义的公理以及用自然语言进行说明的文档都应该是具有一致性。

（3）可扩展性　本体应该为可预料到的任务提供概念基础，它应该可以支持在已有概念基础上定义新的术语，以满足特殊的需求，而无需修改已有的概念定义。

（4）编码偏好程度最小　概念的描述不应该依赖于某一种特殊的符号层表示方法，因为实际系统可能采用不同的知识表示方法。

（5）约束最小　本体约束应该最小，只要能够满足特定的知识共享需求即可，这可以通过定义约束最弱的公理以及只定义通信所需的词汇来保证。

根据这五条本体构建的原则，并结合基于本体的知识构建系统的需要，可以按照以下七个步骤来构建医疗本体。

（1）第一步：列出领域内的重要术语　对各个医学系统的数据源进行数据结构、数据语义的分析，列出一份医疗领域所有术语的清单，清单中的术语是需要解释给用户的。这份清单的要求是要囊括医疗领域的全部术语，暂时先不考虑概念间会有属性及表达上的重复。接下来确定领域的概念的同时，还有两个重要步骤是完善等级体系和定义概念属性，这是两个密不可分、相互交织的步骤。两者必须同时进行，这两个步骤在本体的设计进程中最为重要。

（2）第二步：定义领域的概念　将列出的术语清单中的术语分成若干组，使得语义接近的聚在一起，同时标注这些术语是概念类、属性类还是实例类。

（3）第三步：定义概念的层次　建立概念的层次体系有很多种方法，主要的是自顶向下法、自底向上法和中间扩展法。自顶向下法的主要思想是：先由领域专家根据领域知识建立一个顶层的领域本体，然后以此领域本体为基础，从领域中提取其他概念及概念间的关系，并且将这些概念和概念间的关系依次添加到领域本体的相应概念下面。此过程不断循环，最后形成一个比较完善的本体。

自底向上方法的主要思想是：由已有的小规模本体，通过计算概念相似度的方式，进行本体之间的合成。依次进行，最终由多个小规模本体合成为一个大规模的本体。

中间扩展法的主要思想是：先由领域专家根据领域分析，从领域中获取部分概念和关系，建立一个本体雏形。然后从这个本体雏形开始，将领域中的其他概念不断扩充到该本体雏形中，其扩充方式可以向上扩展，也可以向下扩展，直至最后构建出比较完善的本体模型。

本体库开发时采用哪种方法主要依赖于开发者对需求专业领域的理解程度。如果开发者对该专业领域具有一套自上而下的系统的认识，那么采用自顶向下的方法就会很有帮助。由于"中层概念"在领域的概念中应该更具代表性，所以中间扩展法对许多本体的开发者而言最便捷。如果想要收集到更多的更广泛的实例，那么自底向上的方法更加适合。无论选择哪种方法，都要从"类"的定义开始。

（4）第四步：确定概念之间的关系　领域本体是对领域内的概念的一种形式化描述，这就需要一方面考虑概念的语义，另一方面要考虑概念之间存在的关系。从语义上分析，实例表示的就是对象，而概念表示的则是对象的集合，关系对应于对象元组的集合。概念的定义一般采用框架结构，包括概念的名称，与其他概念之间的关系的集合，以及自然语言对该概念的描述。在医疗本体库会用到的关系主要有继承关系,部分与整体关系,某个概念是另一个概念的属性,以及同义关系等。

(5)第五步:本体编码　选择合适的语言表达概念和术语。

(6)第六步:评估　根据需求描述、能力询问等对本体以及软件环境、相关文档进行评价。

(7)第七步:本体的建立　对所有本体按第六步中的标准进行检验,符合要求的以文件的形式存放,否则转回第二步,如此循环往复,直至对所有步骤的检验结果均达到要求为止。

医疗本体库的构建应该着眼于异构、多样化的医学信息数据源之间的数据整合,开发规范的领域知识本体,解决语义异构问题,实现知识重用及信息互连的目的。

在本体开发过程中,首先要深入了解各种类型的数据源结构,熟悉相关医疗流程和临床知识。参考医生、研究人员、医疗专家和医疗机构已经实际应用的医疗方案国内外发表的相关文献及医疗表单规范、语义网关联开放数据源中已有的国内外医疗相关数据等。其次要对医疗的流程结构和内容进行分析,明确诊疗环节中异构系统间的信息要素与要素之间的联系,并根据这些信息要素,完善医疗领域本体之间的关系,利用现有的本体开发工具对医疗本体进行映射匹配,构成规范的完整的医疗本体库。

在区域医疗信息化建设中推行语义网技术必须要依赖于医疗信息本体库的构建,在医疗本体库的基础上实现医疗信息领域的语义推导和语义检索功能,使得医疗领域的计算机信息系统在数据交换时更好地理解数据中承载的术语和概念,理解其内容所代表的意义,从而提高对区域内的医疗信息数据的合理利用和数据挖掘开发。医疗本体库的开发能够将区域内底层的医疗卫生信息数据通过映射,使之具备一定的语义逻辑,满足语义网的应用要求。

语义网技术与普通检索、数据管理技术的区别主要在于语义标注技术的应用,这使得区域内医疗卫生数据能够同时被医疗人员和计算机所理解,完成医疗信息的自然语言解析和检索功能。这项功能的实现使得一些需要通过长期数据统计工作和长时间跨度观察的慢性病、传染病的病理研究成为可能,大大地减轻了医疗卫生工作人员的工作负担,并提高了数据统计的准确率和完整性。同时,针对医嘱和病历的自然语言解析功能能够有效地帮助医生提高业务水平,减少和避免医疗事故,提高就医质量,实现新医改中提出的解决患者看病难、费用高、就诊质量得不到保障等问题的目标。

语义技术应用于医疗信息领域归纳起来还有以下几项好处:

(1)提高诊疗准确度。由于语义互操作的实现,病患症状、实时体征、诊断结果与病患病史记录之间能够实现实时交叉检查,从而帮助医生提高诊疗准确度。

(2)促进构建更多更具交换性的医疗信息系统。同时,本体能够满足医疗过程中,患者信息共享、重用的需求,不仅提高了治疗效率,也大大节约了医疗成本。

(3)构建满足不同需求(例如统计或实时纠错)的语义规则,基于规则的各项应用,将更加便于日常使用。

(4)从知识的层面,促进知识或数据的融合,进而帮助医疗人员发现更多新知识。

2.4 医疗大数据生命周期

随着大数据时代的到来,数据规模的急剧膨胀和数据应用场景的愈发复杂对进行大数据分析带来了巨大挑战。战略决定未来发展的方向,没有清晰的大数据战略,不了解大数据的生命周期,进行大数据分析就无法纵观全局、驾驭大数据,因此分析大数据生命周期的每一个环节,并能够及时调整策略,因时制宜,才能够在大数据的浪潮中得心应手。

目前,行业内对数据生命周期尚无统一的定义,各组织、各公司都有自己的理解和认识。行业认可度比较高、内涵比较全面的定义来自数据管理组织(The Data Management Association, DAMA)[15,22],即数据生命周期(data lifecycle)是数据从创建、采集、使用到消亡的全过程。而建立大数据的生命周期应该包括这些部分,即大数据生命周期的9个阶段:大数据组织、评估现状、制定大数据战略、数据定义、数据采集、数据分析、数据呈现、数据治理、持续改进[23],如图2-1所示。

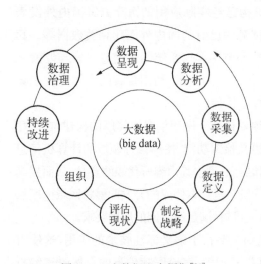

图 2-1 大数据生命周期[24]

通过分析大数据的生命周期过程以及医疗行业大数据的类型及其特征,并结合大数据技术对医疗行业所带来的巨大挑战,文献[25]提出了一种医疗数据生命周期管理的模型(medical data lifecycle management, MDLM),如图2-2所示,其具体内容如下。

1) 组织机构

MDLM 中的组织与机构除了自身的管理团队外,还应包括国际、国家和地方的卫生标准组织,制定的数据评估、数据战略及数据定义等也应符合相关组织的规划及标准。

2) 数据采集与过滤

由于不同的时间阶段或不同的需求,采集与过滤的需求也是不断变化的,为了保证此阶段数据的可追溯性,需要建立全局的元数据管理,同时为后期的数据共享、分析及呈现提供一致性管理。

3) 数据存储

采集的医疗数据按照规模或用途的不同,可以分别存储在关系数据库或者非关系数据库(NoSQL)中。另外,按数据使用频率的不同,也可以分为实时库、离线分析库及备份归档库,优化数据存储,确保业务的实时与高效运行。

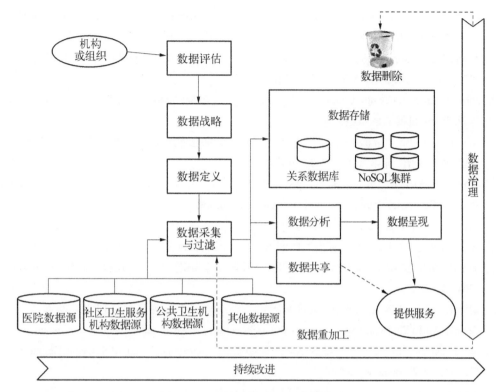

图 2-2 医疗大数据生命周期模型

4) 数据安全

尽管对于数据的存储都会采用相应的加密算法进行加密并通过隐私保护方法处理新录入的个人信息,但仍然会将以往的历史数据置于危险之中。

5) 数据治理和持续改进

医疗数据的持续改进与数据治理贯穿于整个数据生命周期,通过建立完整的体系,来监督、检查、协调多个相关职能部门的目标,从而优化、保护和利用医疗大数据,保障其作为一项战略资产真正发挥价值。

◇ **参** ◇ **考** ◇ **文** ◇ **献** ◇

［1］ Inmon W. Building the data warehouse［M］. 3rd ed. New York：John Wiley & Sons Inc, 2002.

［2］ Ralph Kimball. The data warehouse lifecycle toolkit［M］. New York：John Wiley & Sons Inc，1998.

[3]　Lunan Li. A framework study of ETL processes optimization based on metadata repository[C]. [S. L.]：2010 2nd International Conference on Computer Engineering and Technology，2010.

[4]　David Marco，John Wiley. Building and managing the meta data repository：a full lifecycle guide [M]. New York：John Wiley & Sons Inc，2000.

[5]　John Poole, Dan Chang, Douglas Tolbert, et al. 公共仓库元模型开发指南[M]. 彭蓉，刘进，刘超，等译. 北京：机械工业出版社，2004.

[6]　John Poole, Dan Chang，Douglas M Tolbert, et al. 公共仓库元模型：数据仓库集成标准导论[M]. 彭蓉，刘进，刘超，等译. 北京：机械工业出版社，2004.

[7]　Arun Sen. Metadata management：past, present and future[J]. Decision Support Systems，2004.

[8]　Philip A Bernstein. Panel：is generic metadata management feasible[C]. [S. L.]：26th International Conference on Very Large Databases，2000.

[9]　郑洪源，周良. 基于 CWM 的标准 ETL 的设计与实现[J]. 吉林大学学报，2006，24(1)：50 - 55.

[10]　周茂伟，邓苏，黄宏斌. 基于元数据的 ETL 工具设计与实现[J]. 科学技术与工程，2006，6(21)：3503 - 3507.

[11]　谢泽添. 基于 CWM 的商业银行元数据仓库的研究与应用[D]. 厦门：厦门大学，2008.

[12]　Gunnar Auth，Eitel von Maur. A software architecture for XML-based metadata interchange in data warehouse systems[C]. [S. L.]：XML-Based Data Management and Multimedia Engineering — EDBT 2002 Workshops，2002.

[13]　Fengjuan Yang. Analysis and design of ETL in hospital performance appraisal system[J]. Computer and Information Science，2009.

[14]　徐宇明. 面向医保基金风险防控的数据准备技术研究与实现[D]. 上海：复旦大学，2010.

[15]　秦德霖，王爱荣，陈诚，等. 一个医保基金风险防控数据仓库的设计和实现[J]. 计算机应用与软件，2011，28(7)：75 - 78.

[16]　彭涛. 数据仓库技术在医保系统中的应用[D]. 武汉：华中科技大学，2006.

[17]　Gruber T R. A translation approach to portable ontology specifications. Technical Report，KSL 92 - 71，Knowledge System Laboratory，1993：12 - 16.

[18]　Borst W N. Construction of Engineering Ontologies for Knowledge Sharing and Reuse. PhD thesis. Enschede：University of Twente，1997

[19]　Studer R，Benjamins V R，Fensel D. Knowledge engineering principles and methods[J]. Data Knowledge Engineering，1998(25)：1 - 2.

[20]　邓志鸿，唐世渭，等. Ontology 研究综述[J]. 北京大学学报(自然科学版)，2002，38(5)：730 - 738.

[21]　甘健侯，姜跃，等. 本体方法及其应用[M]. 北京：科学出版社，2011：27 - 56.

[22]　http://www. dama. org.

[23]　http://www. chnsourcing. com. cn/outsourcing-news/article/55932. html

[24]　高汉松. 医疗行业大数据生命周期及治理[J]. 医学信息学杂志，2013，9：7 - 11.

[25]　Data Life Cycle Models and Concepts [EB/OL].

第3章

医疗大数据资源

余晓佳

医学及其相关领域的数据资源多种多样。例如,根据数据的组织形式,分为通用和专用数据资源。医疗信息化早期均由通用的数据库系统(如 Oracle,SQL Sever,DB2 等)来管理数据;而医学影像(如 X 线片、MR、CT)等的数据处理则需要专门的设备或软件,这属于专用数据资源。又如,根据数据存储位置,既能被分成医疗服务提供者、卫生管理机构、患者、医疗支付方和医药产品供应商,又能被分成私人、企业、政府和公共,等等。

当前,被公认是医疗大数据主要来源的有 3 种[1],分别是电子病历数据、基因数据和互联网数据,本章将结合这三大来源,重点说明领域内外的 13 种数据资源。

3.1　领域内数据资源

医学领域内的数据资源,按照类型来分大致有电子病历、医学影像、临床检验和医患行为这 4 种。需要指出的是,这些数据对象都是种类异构、属性复杂的,可能是记录、点、向量、模式,也有可能是事件、案例、样本、观测或是实体。

3.1.1　电子病历

美国医学研究所从 1991 年开始研究电子病历(computerized patient record or electronic medical record,CPR or EMR),并于同年出版了《电子病历:一项基本医疗保健技术》(*The Computer-Based Patient Record: An Essential Technology for Health Care*)一书;随后联同 Markle 基金会及全美 13 家医疗卫生机构和信息技术组织,分别向美国国会提交了"建立由政府主导、具有统一标准的电子病历网络系统"的建议,此项建议的目的在于:确保就诊患者的信息及时传递,减少医疗失误;2003 年 7 月,美国卫生与公众服务部宣布采取两项新举措来推进全国电子病历系统:① 委托医学研究所设计开发一个标准的电子病历模型,并由 HL7(Health Level Seven)标准化组织评估后免费提供给各医疗机构共享;② 购买医学词汇系统(systematized nomenclature of medicine,SNOMED)的许可证,使其在美国全境使用不再付费。2003 年年底,前总统乔治·沃克·布什签署了《医疗处方药改善与现代化法令》(*Medicare Prescription Drug Improvement and Modernization Act*,简称 MMA 法令),明确要求医疗保险与医疗救助服务中心制定电子处方标准作为广泛应用电子病历的第一步。2009 年,为缓解金融危机所导致的急剧经济衰退,美国在《经济复苏与再投资法案》(*American Recovery and Reinvestment Act*,简称 ARRA 法案)的 7 870 亿美元救市资金中,专门为电子病历预留了 360 亿美元。目前,世界各地的医疗机构在规范电子病历的同时,已将信息化延伸拓展到电子健康档案(EHR)领域。

由此可见,电子病历是基于使用标准术语和知识本体的,同时由于疾病和患者的多样性和复杂性,电子病历数据是以文本为主的,在分析这种数据时采用的算法必须是可伸缩的,并且在处理时应考虑这种半结构化或非结构化数据之间复杂的联系问题。当前,这种数据的分析一般以基于证据的医疗保健范式为主,文本挖掘以分析可扩展标记语言(XML)为主,其为解决电子病历中理解庞大信息流的语义、异构系统之间数据类型多样性和复杂性提供了较为理想的解决方案。

3.1.2 医学影像

医学影像,是由德国物理学家威廉·伦琴(Wilhelm Rontgen)在 1895 年发现 X 射线后开启的,是一种以非侵入方式取得人体及其内部组织影像,并实现逆问题推演的多技术与处理过程。这种逆问题推演,即从结果(观测影像信号)推出成因(活体组织的特性);而这里的多技术则包含了影像诊断学、放射学、内镜、医疗用热影像技术、医学摄影、显微镜、脑波图与脑磁造影技术等多种内容,例如,影像技术的 X 线片(radiography)、血管造影(angiography)、心血管造影(cardiac angiography)、计算机化断层显像(computerized tomography, CT)、牙齿摄影(dental radiography)、荧光透视法(fluoroscopy)和乳房 X 线照相术(mammography),伽马射线的 γ 照相机(gamma camera)、正电子发射断层扫描(positron emission tomography, PET)和单光子发射计算机化断层显像(single photon emission computed tomography, SPECT)、磁共振的核磁共振成像(nuclear magnetic resonance imaging, NMRI)、磁共振成像(magnetic resonance imaging, MRI),超声的医学超声检查(medical ultrasonography),光学摄影的内镜检查术(endoscopy),以及复合应用的正电子发射计算机化断层显像(positron emission tomography with computerized tomography, PET - CT)、单光子发射计算机化断层显像(single photon emission computed tomography with computerized tomography, SPECT/CT)。

自 20 世纪 70 年代以来,临床信息系统及其子系统影像存档与通信系统的普及与推广,使医学领域累积了大量的医学影像数据资源,这种数据是以图像为主的,具有高分辨率、高维度和高稀疏性,表现出数据的海量性、图像特征表达的复杂性等特点,其主要特征有 3 种:一是灰度分辨率高,普通灰度图像中的颜色特征已不再适用;二是有很多计算机重建图像,例如,CT、MRI 等的成像原理是基于人体组织的密度差异,这些都需要经过计算机重建;三是人体解剖区域的客观表达是有其特定医学涵义的。

目前在这一领域,医学图像诊断仍主要依靠医生个人的临床经验进行判断,即通过肉眼观察图像中的病变区域实现临床诊断,这种方法存在的不足有:其一,信息利用率不高,这些医学图像中一般存在人眼无法分辨的图像信息;其二,容易出现误判并带有很大程度的个人主观性,同一张医学图像,不同的医生可能会有不同的诊断结果,发生误诊或漏诊是可能的。因而,如何更为有效地利用医学影像数据资源,使临床诊断更科学、客观和准确,一直是技术难点。大数据技术能在此提供帮助,例如[2],在图像数据集中,提取图像之间的关系、图像与字符数据之间的关系、图像中各实体之间的相互关系以及其他模式或关系等,具体地说,就是从图像中提取能代表区分该图像结构内容的特征向量,对这些空间特征进行比较、分析它们之间的距离或相似关系;并通过对图像内容的分析、索引、摘要、分类和检索等操作,进一步发现隐藏知识。

3.1.3　临床检验

现代的医疗模式,是一种针对已有症状或体征开始用药的被动处理方式,所以要在预先了解患者的临床症状和体征的基础上,结合性别、年龄、身高、体重、家族疾病史,采用检验结果来确定药物和使用剂量。从这一角度来说,临床检验数据同样至关重要,其采集的是患者的临床表现,是直接面对疾病和患者的。

在临床信息系统中,检验信息系统是一个独立的子系统,能通过工作站将数据提供给医生、护士和实验室检验员。常规临床检验需要查验的项目有七八百种之多,按照不同体液可以被分为许多类别:血液类的血液常规检测、溶血与贫血检测、出血和凝血检测等,排泄类的尿液检测、粪便常规检测、痰液检测等,组织细胞液类的关节腔液(滑膜液)检测、浆膜腔液检测、下丘脑-垂体激素检测等,激素等免疫类的甲状腺激素检测、甲状旁腺激素检测、肾上腺激素检测等,其他还有心肌蛋白和心肌酶检测、肝功能检测、肾功能检测、皮肤科病检测等。

现有研究一般是以统计方法建立各种指标的正常值和临床意义,如进行定性数据量化处理、属性范围变换、统一量纲等,使用数据挖掘方法的,也较多以数据属性的相关性分析为主,如采用熵增益技术,计算熵增益值并与最小信息增益阈值比较,从而决定属性的有用性。

应当看到,从时间序和空间序上对此类数据进行清洗和转换,针对某一地区医院,或者是某种疾病,又或者是某个患者群体进行关联,能分析出更有价值的信息,如在识别疾病上,针对各种临床检验数据得到某种病症的完整演化规律,以帮助建立诊断规则,提高医生诊断准确率,举个例子来说,糖耐量检验数据是为了得到糖尿病诊断进行采集的,对其进行分析能了解不同患者的糖尿病病程,以帮助临床用药;若结合微蛋白尿等检验数据能获得是否并发肾病的先兆。

3.1.4　医患行为

医患行为数据是一种散存在领域内的数据资源,在分析和挖掘之前通常需要进行数据抽取和数据清洗，属于用户行为数据。

目前，这些数据在商业领域比较受到重视，被广泛用于用户兴趣或偏好的理解，以及根据这种理解发布的精准广告和数据营销等。例如，各种电子商务企业很在意用户在其网站上发生的所有行为，如浏览、搜索、打分、点评、加入购物车、删除购物车、维护、参与团购、使用减价券和退货等，甚至还关注到这些用户在第三方网站上的行为，如比价、看相关评测、参与讨论、在社交媒体上的交流、与好友互动等，借此来了解用户，从数据中区分用户的个性和共性，分析用户行为规律、发现用户行为模式，以此来提升用户体验。

笔者认为，从数据角度分析社会伦理问题是未来的一个方向，在医疗领域，既可以找到患者的满意与不满意的临界点，又能帮助解读医生及其他医务工作者，若按照时间或空间维度展开，这种连续的行为数据将逐步替代传统的"问卷调查"，用以研究动态的人际交流及其演化，如不同特征的患者对行为态度倾向、感知行为控制、主观规范、内容的接收意愿以及表达方式的接受意愿等。特别地，大数据技术能基于医疗领域内的医患行为数据，佐以互联网数据以及跨领域关联人口、环境、气象等多源跨库海量数据，找到医患关系之间各种影响因素的关联关系，从而在不同环节上提出解决方案。

3.2 行业相关数据资源

与医疗有关的行业有政府、教育和商业。政府是医疗的主管部门，除了负责管理一个国家或一个地区的医疗卫生与保健外，还应涉及协调医疗服务机构、医疗保险机构和医药生产与销售企业之间的关系；教育主要指的是医疗从业人员的教育、培训，同时也与医疗或医学科研相关；所涉及商业行业大致有三大主体，分别是制药行业企业、医药销售企业和医疗保险机构。

所以说，这些医疗行业相关数据资源应包括医保政务、医学文献、制药行业和医药销售等 4 部分内容。

3.2.1 医保政务

医疗保险制度，是一种为解决居民防病治病问题而筹集、分配和使用医疗保险基金的国家或地区制度，其同时也是目前世界上比较通行的一种卫生费用管理模式。西方国家社会保险制度的确立，大多是从医疗保险起步的。最早的德国，1983 年便颁布了《劳工疾病保险法》，其中规定"某些行业中工资少于限额的工人应强制加入医疗保险基金会，基金会强制性征收工人和雇主应缴纳的基金"，这一法令标志着医疗保险作为强制性社会保险制度的产生。

当前，以资金使用为核心的医疗保险，在世界各国均面临较为严重欺诈与滥用问题。

2010年7月,美国司法部宣布破获了一起金额高达2.51亿美元的医疗保险诈骗案,其中涉及医生、护士、诊所业主和管理人员等各种嫌犯94名;2012年5月和10月,美国联邦当局宣布分别破获涉案金额为4.52亿美元和4.3亿美元的两起医疗保险欺诈案;2013年2月,美国联邦调查局突袭了一家总部设在得克萨斯州新布劳恩费尔斯的滑板车制造公司,并指控该公司涉嫌滥用医疗保险7.23亿美元,骗取医疗保险超过1亿美元,为残疾人提供被医学上认为没有必要的滑轮车。

医保数据具有保险数据的特征,其特点是数据类型多、动态性和数据量大,同时既涉及医疗服务机构,又涉及医保中心,可能使用不同的数据库,导致这些数据是异构的、属性复杂的。

大数据技术介入医保数据领域后,除了能为政府加强资金管控风险的管理水平,还能善加利用疾病、药物、医生和患者等信息,改变现在医保信息系统大多只能录入、查询、修改和简单统计的状况,对疾病的诊疗和医学研究都是非常有价值的。例如,使用异常检测等算法,筛选异常处方,以有效遏止大处方、人情方、检查比例高和医保卡重复使用等所导致的医疗费用虚假增加问题。

另外,必须指出的是,政府删除或隐匿部分隐私、适时开放所拥有的这一领域公共数据,能为培育一批数据创新中小企业提供帮助。比如在美国,一家名为Predilytics的初创公司将机器学习方法运用于医保政务领域[3],针对医保索赔、医疗处方、临床试验、合格证明、呼叫中心、电子病历或护理操作等数据进行偏差检测,其还声称较传统基于规则的统计回归模型分析深度要高出1~3倍,可以在无需人工干预的前提下进行调优,并在2012年9月,由此获得了由Flybridge Capital Partners, Highland Capital Partners和Google Ventures提供的600万美元A轮融资。

3.2.2 医学文献

文献数据始终是海量的,医学文献数据也不例外。目前被公认为全球最大、最权威的生物医学数据库是美国国家医学图书馆(National Library of Medicine, U. S. NLM)主导的PubMed(http://www. ncbi. nlm. nih. gov/pubmed),其收录1950年以来70多个国家(43种语种)近5 000种生物医学期刊,涉及基础医学、临床医学、药理学、精神病学、心理学、兽医学、牙科学、护理学及卫生教育和卫生服务管理等各个学科。而在我国,中国医学科学院医学信息研究所开发的中国生物医学文献数据库(China Biology Medicine disc, CBMdisc,www. sinomed. ac. cn)较大,共收录了自1978年以来1 600余种中国生物医学期刊,以及汇编、会议论文的文献记录,总计超过400万条记录,年增长量约35万条(这里的1条记录即1篇医学文献)。

在以前,图书情报学研究文献数据,主要靠的是分类检索方法。这种方法虽然在一定程度上方便了文献查找和藏书组织,但同时导致了文献数据集繁多、数据量巨大和数据格式异构等问题,所以,日常的文献查找工作和引文分析仍旧主要依赖人工,既枯燥繁琐又费时费力。

现在,有很多有识之士在医学文献进行数据创新,如使用文本挖掘工具来增强语义功能和 HTML 标记机制,举例来说,德国欧洲分子生物学实验室就在 Reflect(http://reflect. ws)中使用了外部服务插件对基因、蛋白质或小分子进行标注,以帮助将其链接到相关的外部数据条目;PLoS 期刊的热带疾病文献数据集,拥有一个引文本体(citation typing ontology, CiTO)[4],除了能对每篇文章进行引文分析如背景、知识先例和驳斥等外,还实现了摘要统计、参考文献可重排、链接其他研究文章,以及与谷歌(Google)地图的数据融合等。

3.2.3 制药行业

制药行业一直被视作是产业经济发展中的特殊门类,这是因为其研发费用所占销售额的比例远远高于其他行业,所以被广泛认为是一个"技术驱动和创新驱动的部门";同时,制药行业企业较倾向于和学术界(如大学医学院、医疗服务机构或公共医疗研发部门等)保持更多联系,以获得外部技术和知识的来源和转移。

大数据的介入对制药行业至少将有两大促进作用,其一是加速新药研发速度,以 H7N9 型禽流感为例,2013 年 3 月底,上海和浙江发现了这一病例,仅在一个多月后的 5 月 1 日和 5 月 4 日,就分别有两家美国生物公司 Greffex 和 Protein Sciences 宣布已成功研发疫苗,这代表了未来疫苗研制的方向,即利用基因数据分析找出病毒特征,将这些特异基因片段插入腺病毒载体生成蛋白疫苗;其二是缩减新药上市周期,即连接到其他医疗数据进行关联分析,可能发现临床试药组成员在后续一定时期内的新药代谢、毒理或不良反应等状况。

另外,制药行业企业与医疗服务机构或公共医疗研发部门等的数据资源共享和利用,能实现从药品角度找到各种疾病(特别是慢性病)的演化规律,在这方面的数据创新包括但不限于:疾病医疗路径挖掘、疾病演变分析、疾病联合用药分析、特异疾病挖掘、疾病间的联系等。

3.2.4 医药销售

传统的医药销售渠道不外乎两种:医药报刊、药品交易会。随着医药行业竞争的加剧和互联网的发展,很多企业选择了投入少、收效高的医药网站。这是近两年发展最快的一种形式,仅以中国为例,提供医药招商信息服务的网站就有 300 多家,而且这一数目还在不断上升。但是,通常为了取得良好的效果,一般有如下三种方法:一是采用软件模拟实际流量刷新网站浏览量,以此来提高排名;二是向百度或谷歌等大型搜索引擎付费,获得搜索结果较为靠前的位置;三是雇佣"水军",加大网站信息更新,如点评量等。可以看到,这些方法成本是昂贵的。

当前,有很多医疗销售企业使用搜索引擎这一初级数据产品,如搜索引擎关键词"颈椎病",获悉频次,来得到某一地区该种疾病的发生发展趋势,以增加相关药品广告投放,来提升销售额。

应当看到,在未来大数据介入的医药销售,将是一种数据营销,这是一种适度营销活动,除了能从市场定位、商业洞察和客户评估角度了解消费者真实需求外,还能在产品还未上市前进行市场提前培育或按照消费者要求实现功能微调,以取代以往产品上市前昂贵而规模较小的市场调研。例如,进行患者人群分类分析,为解析潜在医药产品顾客提供一个独特视角,从用户兴趣、行为或表现等方面进行综合考量,聚合不同人群,先抽象出某一人群的特质以形成专属人群分类属性标签,如某种疾病,对这些人群进行行为分析并实现消费路径跟踪。

3.3 学科相关数据资源

与医学相关的学科有很多,如生物、化学等,另外由于有机高分子是生物体存在的最基本形式,材料学也与医学相关,很多高分子材料被用于医疗用品的研发。

在这里,笔者将从数据角度去分析一些能被用于医疗研究的相关学科,如人口学、资源与环境科学,当然不得不提的是生命科学。

3.3.1 生命科学

生命科学现在有两个分支,即计算生物学和生物信息学,前者是模拟生物系统怎样运转,如一个细胞的代谢路径,或是一个蛋白生成的方法;而后者则从许多不同的实验中收集和分析数据[5]。

基因数据所来源的人类基因组计划(human genome project,HGP)严格算起来应该是生物信息学的研究范畴。1990年,该项预算达到30亿美元的计划,由美国、英国、法国、德国、日本和我国科学家共同参与,按照这个计划的设想,2015年能解构人体10万个基因的30亿个碱基对的秘密,其是人类为了探索自身的奥秘所迈出的重要一步,是继曼哈顿计划和阿波罗登月计划之后,人类科学史上又一大工程。截至2005年,测序工作已经基本完成(93%)。然而,如何对这些基因数据测序是一个大问题。

基因测序(或称DNA测序)是一种新型基因检测技术,可从血型和唾液中测定基因全序列。苹果公司前总裁史蒂夫·乔布斯(Steve Jobs)便是这项研究的得益者,是世上仅有的20个完成了自身基因测序的人之一,赢得罹患胰脏癌后的8年寿命,并在肿瘤确诊7年后使苹果公司再次赢来商业奇迹。

应当看到,凭借大数据技术分析基因数据,是未来医学个性化医疗模式和"治未病"的起点。这是因为,数据挖掘无需假设,是一种无预先假设(hypothese-free),这种研究有着特别的作用,即能让某一个特定的基因或一组"候选"基因无偏向性地让这些基因数据自己"阐述"自身的作用。例如,黄斑变性是老年人中常见的眼科疾病,患者通常在 50 岁以后视网膜中央的黄斑部位发生萎缩,直接导致视力下降甚至失明,洛克菲勒大学、耶鲁大学等研究人员仅从数据角度分析,发现有一种位于第一号染色体上,名为"补体因子 H"(CFH)的基因与之相关,其一个单核苷酸变异会使老年性黄斑病变的发病风险增加 3~7 倍。又如,以基因数据的序列相似表达找出具有相似基因片段,也是目前比较通行的做法。

3.3.2 人口学

人口学[6]对医疗领域(特别是公共卫生)有极其重大的意义,这是因为,其一,医学或医疗是以"人"为研究对象的;其二,人口学本来就是研究人与社会、经济、生态环境等相互关系的规律性和数量关系及其应用的。

传统的人口学研究主要有两类,一是研究人口出生、死亡、迁移、分布等一系列变动过程及其与社会、生态、经济、地理关系的传统人口学,二是利用人口学理论和分析技术为社会经济发展服务的实用人口学。由此,与健康、卫生经济和医学相关的人口学研究与这两个分类都是密不可分的。使用大数据技术来开发、利用和共享人口数据,打破过去对人口数据的简单查询和统计,有利于医学或医疗的发展,更是对国计民生有利的。

需要指出的是,人口数据大多数是个人敏感数据(sensitive data),即含有隐私,涉及内容的例子见表 3-1。

表 3-1 人口数据涉及的个人敏感数据属性项举例

姓名	曾用名	性别	民族
出生日期	出生时分	出生地省市县	出生地详细地址
住址省市县	住址乡镇或街道	住址村或居委会	住址街路巷
住址详址	其他住址省市县	其他住址详址	籍贯
宗教信仰	公民身份证号码	文化程度	婚姻状况
兵役状况	身高	血型	职业
职业类别	服务处所	行业类别	变动日期
变动原因	迁移地省市县	迁移地乡镇或街道	迁移地村或居委会
迁移地街路巷	迁移地详址	死亡日期	联系电话

而对隐私数据感兴趣的大有人在。例如,美国政府仅在 2011 年就向移动电话终端服务商们发布多达 130 万项用户个人数据的索取要求。

在分析人口数据时如何规避隐私是值得探讨的,常规方法比如删除隐私部分,即删除能辨识个人身份和能表示特定的宗教信仰、政治偏好、犯罪记录和性别倾向等数据,但这对人口数据不太适用,所以这将是大数据技术和未来数据相关法律法规所面临的一大挑战。

3.3.3 环境科学

地球表层这个复杂次级巨系统[7],为人类的繁息生衍提供了空间,为人类的生活、生产和社会发展提供了水、土地、矿产和能源等多种自然资源。然而,自 18 世纪 60 年代工业革命以来,人类生产活动开始变得激烈,从而对环境造成不可估量的影响。

2013 年,"雾霾"成为中国年度关键词,有报告显示[8]:我国最大的 500 个城市中,只有不到 1‰的能达到世界卫生组织推荐的空气质量标准,与此同时,世界上污染最严重的 10 个城市有 7 个在中国。这种环境污染和气候失常等表现,已使越来越多人认识到,环境是关乎人类健康的关键因素。

环境科学是以"人类-社会"系统作为研究对象的,这里的环境是以人类为主体的外部世界,即人类赖以生存和发展的物质条件的整体,分为自然环境和社会环境两部分,自然环境是直接或间接影响到人类的一切自然形成的物质;社会环境即人工环境,是由人类活动形成的环境要素,包括人工形成的物质能量和精神产品(含人际关系)。

环境数据资源大致涉及大气、河流、湖库、生物、噪声、城市饮用水、辐射、重点污染源,以及空气质量标准、地表水标准、噪声标准、废水废气排放标准、监测因子等。通过大数据技术将环境数据和医疗数据结合起来,有利于对某些病症进行预警,以及一些公共卫生问题的快速干预。

3.4 互联网数据资源

秉承"在任何地点迅速获得数据"理念的互联网,不容置疑,已成为世界上规模最大的公共数据源,人们从中能获得的数据涉及新闻、广告、金融、教育、政务和商务等,当然还有医疗。许多有识之士认为,互联网"免费"教育和普及了医疗与健康知识,让很多民众"未"病即能成良医。

3.4.1 互联网

目前,在网络上获取的医学相关数据是很丰富的。以美国为例,能在 yelp.com 等点评网站上找到患者对医院的评价;能在 WebMD.com 等医药互动网站上找到疾病的新药信息;能在 healtnih. nih. gov, healthfinder. gov, myoclinic. org, intelhealth. com 等来自政府或一些专业医学学会的官方网站获得疾病研究信息;能在 Public Citizen, Consumers Union 等消费者健康权益组织网站上获得疾病康复与关怀等信息。另据美国疾病控制与预防中心的一项调查,成年人在互联网上搜索健康信息和发表相关话题的比例分别超过 50% 和 20%。

当前,尽管很多人被这些数据资源所吸引,然而对其进行开发和利用的仅限于医药产品企业。常见的情况是,消费者在阅读某种疾病信息时,相关的药物及其他医药产品的广告将出现在该页面,即便是一些信誉良好的网站,同样也在这么做。具体做法是[2],跟踪、挖掘用户上网的 cookie 文件,对用户进行分类,与广告主的产品特征进行关联、匹配和排序;或者监测用户鼠标的移动情况,使互动网幅广告随着用户光标移动自动弹出,并计算用户停留时间以监测广告效果;或利用用户的麦克风监听"背景声音",以确保让广告只出现在广告主想要呈现的用户面前。同时,这种精准广告还能使网站的同一固定广告位能针对不同用户投放,从而向多个广告主收取费用。

应当看到,仅如此利用医疗的互联网数据资源仍然是不够的,有一类信息现在在互联网上还找不到,例如通过互联网找医生[1],就无法确定谁是某种疾病(如脑肿瘤、神经系统疾病、帕金森病或是心脏瓣膜异常)的主导研究者及其候选人,这里有很多问题。例如,就算前往谷歌学术搜索查看这种疾病引用率最高的文章,然而同行评审出版物的引用率是需要时间的(通常要几年),这种迟滞效应经常耽误病情;又如,很难确定哪些专家只是拥有理论知识、哪些有实战经验;再如,不能通过地理信息检索等。所以说,对于海量互联网数据资源,需要大数据技术来进行协同创新,以获得更多的隐性知识。

3.4.2 社交媒体

社交媒体(social media)是数字化人脉关系的一种互联网应用,安德烈亚斯·卡普兰(Andreas Kaplan)等人将其定义为"社交媒体是一组基于互联网的应用基础上的思想和技术构建的 Web 2.0,它允许创建和交换用户生成内容。"(A group of Internet-based applications that build on the ideological and technological foundations of Web 2.0, and that allow the creation and exchange of user-generated content.)应当看到,社交媒体为这种源自人际关系的社会资本提供大量的人脉资源。根据网络监控公司 Pingdom 在 2013 年发布的一份研究报告[9]:Facebook 注册用户数已从 2007 年的 5 800 万增长到 10 亿,成功替代美国成为世界上第三大人口"国"。这种具有规模化群体性特征的海量数据,除了是数据科学家眼中的一座"金矿",还吸引到了社会科学领域的学者进行研究。

以彼此相似背景、共同爱好或重叠好友等筛选合适的边缘关系,对于医生而言,是很有吸引力的。这是因为,医生都倾向于和同业交流。由此,直接面向医生的社交网络具有巨大的商业价值。2014 年 3 月,据美国科技资讯网站 Venturebeat 报道,在俄罗斯居于领先地位的医生社区网站 Doctor At Work 近日完成了新一轮融资,融资额为 300 万美元,投资者为 3 家俄罗斯风险投资公司,其中 Aurora Venture Capital 和 Bright Capital 为现有投资者,Guard Capital 则为新投资者。据悉,投资者此次对 Doctor At Work 的估值为 1 650 万美元。新加入的投资者 Guard Capital 称,将从该公司种子资金阶段的投资者手中购买股权。目前,Doctor At Work 网站的注册用户量超过 20 万,都是医疗从业者。该网站称,这些用户占据俄罗斯所有在岗医生的 25% 以上。该网站的每月独立用户访问量超过 11.5 万,这些用户每月会发布超过 10 万篇医学文章及评论。去年 Doctor At Work 营收额超过了 150 万美元,客户包括十多家全球性大型制药企业。这些企业认为,Doctor At Work 可成为推销各自处方药的合法渠道之一。同样,在美国,职业医师社交网站 Doximity 也已覆盖全美 30% 医生,Doximity 是在奥巴马医改出台的背景下诞生的,其旨在为全美医学博士提供一个释放压力的"排气阀",即向医疗专业人士提供一个免费的、符合医疗电子交换法案(Health Insurance Portability and Accountability Act,HIPAA)安全标准的职业社交网站。在谈及医生们为何不使用 LinkedIn 或 Facebook,以满足他们的职业社交网络需要时,创始人兼 CEO 杰夫·坦格尼(Jeff Tangney)透露其与服务相似的社交与职业网站的不同之处是 HIPAA 具有安全隐私、专业论坛、研究提醒、医疗教育认证等优势。

另外有一些医院管理研究者[10]已经开始关注到社交媒体的社会影响力,希望能从中收集到患者及其家属或朋友的相关评论,以了解其真实需求和偏好,进行针对性地改进医疗服务及其管理。

◇ 参 ◇ 考 ◇ 文 ◇ 献 ◇

[1] Eric Topol. The creative destruction of medicine: how the digital revolution will create better health care[M]. New York: Basic Books, 2012.

[2] 宋余庆. 医学图像数据挖掘若干技术研究[D]. 南京:东南大学, 2005.

[3] 医疗数据学习,混搭也是创意:数据分析初创企业 Predilytics 获 600 万美元融资[OL]. [2012]. http://www.36kr.com/p/150964.html

[4] David Shotton, Katie Portwin, Graham Klyne, et al. Adventures in semantic publishing: exemplar semantic enhancements of a research article[J]. PLoS Comput Biol, 2009, 5(4): e1000361.

[5] Tony Hey, Stewart Tansley, Kristin Tolle. The fourth paradigm: data-intensive scientific discovery [M]. [S. L.]: Microsoft Research, 2009.

[6] 人口学. http://baike.baidu.com/view/191054.htm

[7] 地球表层系统. http://baike.baidu.com/view/893280.htm

［8］ 张庆丰，Crooks R.迈向环境可持续的未来：中华人民共和国国家环境分析［M］.北京：中国财政经济出版社，2012.

［9］ Pingdom. Facebook may be the largest "country" on earth by 2016［OL］.［2013 - 2 - 5］. http：//royal. pingdom. com/2013/02/05/facebook - 2016

［10］ Greaves F，Ramirez-Cano D，Millett C，et al. Harnessing the cloud of patient experience：using social media to detect poor quality healthcare［J］. BMJ quality & safety，2013，22(3)：251 - 255.

第4章

医疗大数据技术应用现状

熊赟

在本章,笔者综述了现有医疗领域大数据的国内外研究应用现状,并指出面临的挑战。希望在未来,应对这些挑战时,能够基于现有研究创新大数据方法,而不仅仅应用。

4.1　已有的应用

4.1.1　大数据在医疗行业已有应用概述

根据全球管理咨询公司麦肯锡的一份最新报告显示,医疗保健领域如果能够充分有效地利用大数据资源,医疗机构和消费者便可节省高达 4 500 亿美元的费用[1]。

大数据在医疗行业的应用涉及以下几个方面。

(1) 服务居民　居民健康指导服务系统,提供精准医疗、个性化健康保健指导,使居民能在医院、社区及线上的服务保持持续性。例如,提供心血管、癌症、高血压、糖尿病等慢病干预、管理、健康预警及健康宣教(保健方案订阅、推送)。

医疗机构物联网的建设,包括移动医疗、临床监控、远程患者监控等(例如,充血性心脏的标志之一是由于保水而增加体重,通过远程监控体重发现相关疾病,提醒医生及时采取治疗措施,防止急性状况发生),减少患者住院时间,减少急诊量,提高家庭护理比例和门诊医生预约量。

(2) 服务医生　临床决策支持,如用药分析、药品不良反应、疾病并发症、治疗疗效相关性分析、抗生素应用分析;或是制定个性化治疗方案。

(3) 服务科研　包括疾病诊断与预测、提高临床试验设计的统计工具和算法、临床实验数据的分析与处理等方面,如针对重大疾病识别疾病易感基因、极端表型人群;提供最佳治疗路径。

(4) 服务管理机构　规范性用药评价、管理绩效分析;流行病、急病等预防干预及措施评价;公众健康监测,付款(或定价)、临床路径的优化等。

(5) 公众健康服务　包括危及健康因素的监控与预警、网络平台、社区服务等方面。

4.1.2　大数据在智慧医疗中的应用案例

1) 用药分析
美国哈佛大学医学院通过整理八个附属医院的患者电子病历信息,从中归纳出某一年销售额达到百亿美元的一类主要药物有导致致命的副作用的可能性,该分析结果提交美国食品药品管理局后,此类药物下架。

2) 病因分析

英国牛津大学临床样本中心,选取 15 万人份的临床资料,通过数据分析得出了 50 岁以上人群正常血压值的分布范围,改变了人们对高血压的认识。

3) 移动医疗(手机 APP)

(1) IBM 推出 MobileFirst 策略,专门针对各种无线终端,支持 IOS、安卓系统。通过 MobileFirst 平台,在各种移动终端对象里嵌置 API 和相关的 APP 应用采集和分析这些无限终端的数据。

(2) Gauss Surgical 正在开发一款 iPad APP 来监测和跟踪外科手术中的失血情况。外科手术工作人员使用 iPad 扫描手术过程中纱布和其他表面吸收的血液。使用算法估测这些表面上的血液总量,然后估算出患者在手术过程中的失血量。此 APP 最初是通过斯坦福大学的孵化器项目 startx 来开发的能有助于防止患者手术后的并发症,如贫血症。同时它还可以防止不必要的输血,而这对于医院来说是昂贵的。

(3) 意大利电信近期推出 Nuvola It Home Docto 系统,可让在都灵 Molinette 医院的慢性病患者通过手机在家中监测自己的生理参数。相关数据将自动地通过手机发送到医疗平台,也可以通过 ADSL、WiFi 和卫星网络得到应用。医生通过网页接入这个平台,及时获取数据并调整治疗方案。

(4) IBM 在上海的部分医院推出了 BYOD 系统,即员工自费终端,用来提高医生和护士在医院的移动性。通过和开发商合作,推出移动护理应用,将医生和护士的各种移动终端连在同一网络下,便于医生和护士了解患者在医院的位置和健康状况,也提高了医生和护士的移动性。

(5) 美国远程医疗(telemedicine)公司研制成功了一款功能强大的医疗设备“智能心脏”(smartheart),把手机变成一款功能齐全的医疗工具,用来监测用户可能存在的心脏病问题。智能心脏与智能手机相连,在安装运行了相应的程序之后,手机拥有“医疗级”的心脏监测功能,并能够在 30 s 内在手机屏幕上显示用户的心电图。医生可随时对患者的心脏进行监测和分析,提前做好预防措施。智能心脏解决了心脏病预防方面的最关键问题——时间。这在心脏病预防领域的确是一项重大的突破性技术。目前,“智能心脏”设备已经开通了网上销售,售价 300 英镑,相应的应用程序将免费提供。

4) 基因组学

DNAnexus、Bina Technology、Appistry 和 NextBio 等公司正加速基因序列分析,让发现疾病的过程变得更快、更容易和更便宜。戴尔也为两个医疗研究中心提供计算力,根据每个孩子的不同基因信息,制定专门的小儿癌症治疗方案。

5) 语义搜索

医生需要了解一位新来的患者,或想知道新治疗手段对哪些患者有效。但是患者病历散布在医院的各个部门,格式各异,或用自己的术语创建病历。一家创业公司 Apixio 正试图解决这个问题,Apixio 将病历集中到云端,医生可通过语义搜索查找任何病历中的相关信息。

6) 疾病预防

如何能不通过昂贵的诊断技术就能诊断早期疾病是医学界的一大课题,Seton 医疗机构目前已经能借助大数据做到这一点。例如充血性心脏衰竭的治疗费用非常高昂,通过数据分析,Seton 的一个团队发现颈静脉曲张是导致充血性心脏衰竭的高危因素(而颈静脉曲张的诊断几乎没有什么成本)。

7) 众包

医疗众包领域最知名的公司当属社交网站 PatientsLikeMe,该网站允许用户分享他们的治疗信息,用户也能从相似的患者的信息中发现更加符合自身情况的治疗手段。作为一个副产品,PatientsLikeMe 还能基于用户自愿分享的数据进行观测性实验(传统方式的临床实验通常非常昂贵)。

8) 可穿戴医疗

(1) 智能手表等消费终端动态监控身体状况。

(2) 针对白领女性对健康和美的追求推出计步减肥的应用,针对婴儿和老人等推出的位置定位和健康监测应用等。

(3) NEC 提供婴儿防盗、人员定位解决方案,集成 FRID 技术、手持 PDA、腕带技术、监控系统、报警系统等,使医院可以实时了解患者的动向及状况,很大程度上避免了抱错婴儿、婴儿丢失、患者走失等事件的发生。该系统中还增加加速感应装置,监视老年患者摔倒,使老年人能得到及时有效的救治防护措施,提高医疗服务质量,加强医疗安全。

9) 自然语言处理技术应用

IBM 将 Watson 系统部署到医生的办公室里。Watson 能"听懂"医生的自然语言问题,同时快速分析堆积如山的医疗研究数据给出答案。

4.2　国内外技术现状

医疗行业早就遇到了海量数据和非结构化数据的挑战,近年来很多国家都在积极推进医疗信息化发展,这使得很多医疗机构有资源来做大数据分析。因此,医疗行业已经和银行、电信、保险等行业一起首先迈入大数据时代。目前,为了提高人们的健康水平以及医疗水平,医疗行业在大数据环境下的各个领域异常活跃[1]。在这些领域中,大数据的分析和应用都将发挥巨大的作用,提高医疗效率和医疗效果。

4.2.1 疾病预测与诊断

很多疾病，如果能提前预测病情的出现以及发展趋势，就能尽早地对患者进行预防或治疗，这将在很大程度上降低某些疾病的突发概率。在临床中，准确诊断疾病以及判断病情的严重程度是让患者得到有效治疗的基础。目前，依然有很多疾病很难进行准确预测，以至于很多患者在等到疾病突然发作或恶化以后才去就医，错过了最佳治疗阶段(如卒中、糖尿病和心脏病等)，还有一些疾病仅用目前的医理知识还无法快速做出准确诊断或者诊断方法带有严重创伤性的检查(如癌症和阿尔茨海默症等)。因此，面对庞大而复杂的生理特征数据和与疾病相关的数据，采用数据分析技术辅助提高疾病预测与诊断的准确度是十分必要的。以下是对于一些具体疾病使用数据分析技术来辅助进行疾病预测与诊断的研究成果。

1) 阿尔茨海默病

阿尔茨海默病(Alzheimer disease，AD)是一种常见的痴呆类疾病，开发能够减缓或阻止阿尔茨海默症发展的新治疗方法，需要有能够跟踪和预测疾病病情发展的方法。目前阿尔茨海默症的确诊只能通过脑活检或者尸检[2]，在医学上，已建立了临床/认知功能度量表(clinical/cognitive measures)用于评估患者的认知状态，并参照这些量表作为临床诊断可能患有阿尔茨海默症的重要标准，比如简明精神状态检查量表(mini mental state examination，MMSE)和阿尔茨海默症评估量表认知量表(Alzheimer's disease assessment scale-cognitive subscale，ADAS-Cog)[2]。Duchesne 等人[3]研究了磁共振图像(magnetic resonance image，MRI)与认知功能变化之间的关系，利用主成分分析方法(components analysis，PCA)对所得到的磁共振图像 MRI 图像进行了维度约简之后，使用线性回归模型对于阿尔茨海默症患者一年的 MMSE 变化趋势进行了预测。然而使用 PCA 维度约简技术的缺点是对所建立模型的可解释性较差，Stonnington 等人[4]使用关联向量回归(relevance vector regression，RVR)方法对阿尔茨海默症患者的 MRI 扫描图与相关临床评分之间的关系做了研究，对两个独立医疗数据集(Mayo Clinic 和 Alzheimer's Disease Neuroimaging Initiative)中的数据进行分析之后，建立了根据阿尔茨海默症患者单个的 MRI 扫描图来预测患者临床评分的连续线性模型。以上这些方法都是根据在一个时间点上的临床数据预测与阿尔茨海默病的病情有关的临床评分，为了提高预测性能，Zhou 等人[5]提出了一个能够同时使用多个时间点的临床数据预测阿尔茨海默病临床评分的多任务回归预测方法。该方法在预测临床评分时，使用按时间顺序排列的多组临床数据，把根据某一个时间点临床数据的认知评分预测作为一个任务，提出的时间组 Lasso 正则化方法(temporal group Lasso regularizer)可以捕捉不同任务间的内在关联。随着数据收集技术的提高以及复杂度的增加，在很多应用中都需要处理异构数据源。对于阿尔茨海默症的预测也不例外，需要从多个异构的数据源中采集不同度量类型的数据进行分析，如磁共振成像(MRI)、正电子发射断层扫描(PET)、基因/蛋白表达数据、基因资料等。另外,在采集的过程中,经常会遇到有些条目块缺失的情况,导致不完整的患者记录。为解决这些问题,Xiang 等人[6]提出了一个基于完整多源数据的统一双层高效优化模式。在异构数据的融合中,对于出现的可能含有冗余信息以及噪声的高维度的数据的处理是具有挑战性的,为了建立一个稳定的且可理解的学习模型,选择好的特征筛选方法是至关重要的。一种简单的方法是将所有数据源的数据都放在一起形成一个数据矩阵,然后直接应用传统的特征选择方法进行筛选。这种方法的缺点是将所有数据源中的数据均等对待,而忽略了源数据内部以及源数据间的联系。另一种方法是采用多核学习(multiple kernel learning,MKL)方法[7]进行数据融合,这种方法的缺点是只对源数据层进行了分析,并没有考虑特征层,当单个数据源是高维数据时产生的是次最优解。Xiang 等人[6]提出的方法把特征层和数据源层的分析统一到了一起,并将该模式扩展到更具有挑战意义的块缺失数据(block-wise missing data)。通过和现有数据融合方法的比较,比如 Lasso 回归、Group Lasso、不完备多数据源融合算法(incomplete multi-source fusion,iMSF)、支持向量机(support vector machine,SVM)、K 最近邻算法(K nearest neighbor,KNN)、期望最大化算法(expectation-maximization,EM)等,可以证实该模式可有效应用于阿尔茨海默症的预测。

2) 卒中

卒中是导致死亡的三大疾病之一,也是导致严重长期瘫痪的基本原因[8]。准确预测卒中在对患者尽早进行预防、干预和治疗方面有很大帮助。早期的卒中预测模型所采用的特征或风险因子都是经过临床试验或医学专家手工选取的,这些模型中较著名的是 Lumley 等人[9]基于心血管健康研究(cardiovascular health study,CHS)的 Generatingsurvival times to simulate Cox proportional hazards models 数据库,针对老年群体(大于 65 岁),利用从 1 000 多个特征中手工选取的 16 种特征建立的 5 年期卒中预测模型。在这个预测模型中,采用了在医疗研究中常用的统计模型 Cox 比例风险模型[10]。然而,最初的 Cox 模型的性能极大地依赖于预先确定特征的质量。Goeman 等人[11]提出了一种基于梯度上升优化和牛顿迭代方法,能在高维回归模型中有效计算 L1 范数惩罚(Losso)估计参数,并应用此算法改进了 Cox 模型。尽管在人工选择 5 个特征的基础上,Kattan 等人[12]将 Cox 比例风险模型与神经网络、基于树方法等机器学习模型进行比较的结果显示,Cox 比例风险模型有着更好的病情预测能力。但 Khosla 等人[13]认为在这个比较中,只选取了一些相对简单的机器学习方法,而且机器学习方法在处理具有更多特征的情况时更有优势。考虑到医疗数据集中数据重建、特征选取以及预测等常见问题,他们提出了一种集成机器学习的方法,用来解决卒中疾病的预测问题。首先,作者们提出了一个依据启发式保守均值自动选取健壮特征的算法,然后将此特征选取算法与支持向量机以及基于边界的删失回归(margin-based censored regression,MCR)算法组合进行预测。实验结果表明该算法对于卒中病情的预测性能不但明显优于 Cox 比例风险模型,而且还识别了一些其他传统方法没有发现的潜在卒中风险因素。例如,任何心电图异常、MMSE 评分、最大肺活量百分比预测等特征都是该算法发现的卒中风险分值较高的几个因素,对这些特征做进一步医学研究会提高卒中的预测水平。

3) 红斑鳞状皮肤病

对红斑鳞状皮肤病的鉴别诊断在皮肤病学中是一个难题,这类皮肤病包含有6种类型:牛皮癣、脂溢性皮肤炎、扁平苔藓、玫瑰糠疹、慢性或反复性皮肤病以及毛囊性红色糠疹,这些类型都有红斑和鳞片的临床特征。一般来讲,诊断这些不同的皮肤病需要做活检,鉴别的难点是它们之间有着很多共同的组织病理特征。诊断的另一困难在于在开始阶段这类皮肤病表现出的是另一类的特征,在后面的阶段才会出现自己特有的病症。红斑鳞状皮肤病有34种相关特征,其中有12个临床特征、22个组织病理特征[14]。已经有一些定量的模型,包括多层感知神经网络(multilayer perceptron neural networks,MLPNN)、递归神经网络(recurrent neural networks,RNN)、支持向量机被应用到医疗诊断支持系统,用来辅助人们诊断疾病[15,16,17]。不幸的是,对于复杂的诊断任务还没有一个可用的理论来指导模型选择,对于大多数模型,设计者们经过模型间的性能比较之后只是简单选择了能得到满意结果的单个方法,或者在测试集上使用交叉验证来评估模型组合[18]。很多的研究结果表明使用人工神经网络(artificial neural networks,ANNs)建模会有更大的灵活性以及能够得到合理准确的预测结果[19,20]。神经网络的目标是尽可能利用神经网络工具开发一个综合诊断系统[21,22,23]。Ubeyli等人[18]选择了人工神经网络对红斑鳞状皮肤病的诊断问题进行了建模,提出了一种基于纠错编码(error correct output codes,ECOC)的多类SVM方法,并将其性能与多层感知器神经网络(multilayer perceptron neural networks,MLPNN)和递归神经网络(recurrent neural network,RNN)方法做了比较。实验表明由于SVM通过使用非线性核函数可以将低维的输入空间映射到较高的空间,能有效处理非线性分类,因此多类SVM有较高性能,并且比另外两种方法显著健壮。另外,他们还指出在解决此问题时,径向基函数比多项式和线性核函数更有效。

在医理中,与红斑鳞状皮肤病的诊断问题相关的特征有34个。已证明对于一个特定的任务并不是所有的特征都重要[24,25],有一些是冗余的,有一些是相关的,去除某些特征或许会得到更好的性能。因此,Xie等人[26]提出了一种基于SVM的混合特征抽取方法模型来提高诊断红斑鳞状皮肤病的准确性。他们提出的这个新的特征抽取方法称为改进的F-score和顺序向前搜索(improved F-score and sequential forward search,IFSFS)方法,结合了过滤法和打包法可以在原始特征集上选择最佳子集的优点。IFSFS方法将F-score只能度量两个实数集之间的差异改进为可以度量多于两个实数集之间的差异,改进后的F-score是过滤法的评估标准,顺序向前搜索是打包法的评估标准。实验结果表明该方法利用选取的21个特征进行分类,得到了98.61%的精度。

另外,Abdi等人[27]也使用了特征抽取的方法对红斑鳞状皮肤病诊断问题建立了模型。他们开发了一个基于离子群优化(particle swarm optimization,PSO)、支持向量机和关联规则(association rules,AR)的一个诊断模型AR-PSO-SVM。这个模型分为两个步骤,首先,利用关联规则从原始特征集中选取最佳特征子集,然后采用粒子群优化方法[28]来确定 SVM 的参数以找到最佳的核函数参数。实验结果表明,AR-PSO-SVM 模型获得了 98.91%的分类精度。

4) 心脏病

在心脏病的诊断与分析之中,Avci[29]提出了一个智能系统,用来对多普勒心脏瓣膜的信号进行分类。Da 等人[30]开发了一个基于 SAS(statistics analysis system)的心脏病诊断系统。Palaniappan 等人[31]开发了一个计算机辅助诊断(computer aided diagnostics, CAD)原型,称为智能心脏病预测系统(intelligent heart disease prediction system, IHDPS),在这个系统中使用了很多数据挖掘工具,如决策树、朴素贝叶斯、神经网络等。Eberhart 等人[32]使用自适应神经网络对多道心电图模式进行了分类。

但开发一个心脏病诊断系统是耗时、昂贵的,并且很容易出错。由于心脏病的死亡率很高,有必要更好地了解有关心脏病的致病因素和预防措施,这和提高诊断的准确性一样很重要。因此,Nahar 等人[33]调查了导致不同性别的人患病和不患病的因素,使用关联规则挖掘确定这些因素,所用的具体规则生成方法有:Apriori、Predictive Apriori[34] 和 Tertius[35]。通过分析得到的个人患病和健康的信息,发现女性患冠心病的概率要小于男性,并且能够识别出导致患病与否的特征。

4.2.2 患者监控及预警

每年,在医院中有 4%～17%的患者因为心肺或呼吸中止而死亡。临床研究发现,如果能够早一些,即在严重临床事件出现之前而不是在发生的时候提供预警,患者的生命是可以挽回的。在许多医疗机构中,采取对患者的临床监控数据进行早期检测、预警和干预的方法来预防这种严重的、常常危及患者生命的临床事件的发生是十分必要的。目前,利用医理知识以及数据挖掘技术已经建立了一些能够进行健康或病情评估的评分系统,对于一些具体的疾病,也提出了很多评估方法。例如,Knaus 等人于 1981 年提出了一个关于急性生理学与慢性健康的评分分类系统 APACHE[36],随时间的推移和科学的发展,先后产生了 APACHE Ⅱ[37] 和 APACHE Ⅲ[38],APACHE Ⅱ 和 APACHE Ⅲ 都可用于病情评估,APACHE Ⅲ 的设计更为合理和严密,APACHE Ⅱ 较简单易用;Yandiola 等人对于住院患者在社区获得性肺炎不良结果的预测中,比较了肺炎严重指数(pneumonia severity index, PSI)以及英国胸科学会的 CURB-65 评分系统,严重社区获得性肺炎(serious community acquired pneumonia, SCAP)评分系统会更准确[39];McQuatt 等人[40]使用决策树技术对头部受伤患者可能出现的结果进行了预测,在临床上,预测一个病情严重患者的结果是具有挑战性的,该办法分析患者现有的数据并预测出若干个可能的结果来建议治疗方案。

在医院里,对于疾病恶化的预测与检测需要更一般化的自动监管方法与算法,用来更方便有效地为所有患者服务,提高医院接纳患者的能力和护理能力,也使医院有更好的能力来应对紧急疫情或突发事件的发生。改良的早期预警评分（modified early warning score，MEWS）[41]利用手工收集到的一些可简单度量的生理参数（如收缩压、心率、体温、年龄、呼吸率等）进行计算，用来辨别急诊患者是否有病情恶化的风险，是否需要在加护病房（high dependency units，HDU）或特护病房（intensive care units，ICU）接受特别护理。MEWS 只是依据医理对所得到的参数恶化风险程度进行分段打分，分值越高，表示恶化风险越大，然后将这些分值简单相加而得到。为了对所得到的数据做进一步的分析，得到更准确的预测，Mao 等人[42]面对具有多尺度数据差、测量误差、异常值和数据偏斜等特征的高维监控医疗流数据，使用数据挖掘方法设计了一个能够识别临床恶化信号并对患者是否应该转移到特护病房给出预测的早期预警系统（early warning system，EMS）。在该系统中，使用了逻辑回归、SVM 等常用的分类算法，然后采用引导聚合的方案来提高模型的精度以及避免过度拟合。EMS 虽然对临床数据进行了分析，得到了精度较高的结果，但所用的数据依然是通过护士手工采集的临床数据。Ko 等人[43]设计的 MEDiSN 虽然使用了无线的设备可以自动地采集临床数据，但只是关注与原始信号的采集、传输、存储和网络系统的架构，并没有对所得到的各种临床数据做进一步的详细分析。在大部分医院中只有在特护病房装配有实时监控传感器可以实时采集患者临床数据，而在普通病房的临床数据是由护士手工获取的。临床研究发现，不管是对于特护病房还是普通病房，通过对实时数据传感（real-time data sensing，RDS）的检测和干预来预防临床患者病情的恶化都是十分必要的，Mao 等人[44]又将自己的工作做了改进，开发了一个可以根据无线实时数据传感器采集的实时监控信息，对患者病情的恶化给出预警的集成数据挖掘系统。该方法合成了一个包含第一阶和第二阶时间序列特性、去趋势波动分析（detrended fluctuation analysis，DFA）、频谱分析、近似熵以及交叉信号特征的大特征集，并系统评估了一系列已有的数据挖掘方法，包括特征选择、线性与非线性分类算法，还考察了由于类分布不平衡而产生的欠采样问题。结果表明组合特征很好地提升了效果，一些分类算法，比如核 SVM、逻辑回归，要比以前使用的线性分类算法健壮，还有一些数据挖掘方法，比如特征选取、勘探欠采样等，都很好地提升了性能。

4.2.3　药物警戒

世界卫生组织把药物警戒定义为"与检测、评估、理解和阻止药物不良反应或其他与药物问题有关的科学与活动"[45]。在美国，食品药品监督管理局负责新药的审批，并对上市后的药品进行监督管理以及再评价，新药的临床试验分为三期，三期的试验评估完成之后，就可以证明药品是有效和安全的。但是，在经历新药申请审评程序并被批准上市后，为了保证药品在临床之外以及商业环境中表现得跟预期中的一样好，食品药品监督管理局通过药物警戒的方式会进行大量的监管工作，药品制造商必须审查并向食品药品监督管理局报告他所掌握的每一起药物不良反应事件。美国食品药品监督管理局直接通过他的安全信息及不良反应通报程序(MedWatch program)获得药物不良反应报告,由于这些报告是由用户或医疗专业人士主动上报,所以被称为"自发性报告"。

药物治疗会给患者带来很多潜在的危害,如剂量错误、药物反应以及过敏都可导致药品不良反应事件(adverse drug events,ADEs)的发生。不幸的是,目前 ADEs 仍然在普遍发生,这对医疗护理的质量和效率都带来了消极影响[46]。Bate 等人[47]发现在一个医疗集中一个 ADE 事件平均会使住院患者的治疗费用增加 3 244 美元,使住院时间平均增加 2.2 d。ADEs 分为两种,事实 ADEs 和潜在 ADEs(potential adverse drug events,PADEs)。事实 ADEs 是指任何由于药物治疗管理而对患者引起的不良反应或危害,不管是由于药物治疗错误引起的,还是由能够合理避免的 ADEs 而导致的。PADEs 是指药物治疗管理错误没有使患者受到伤害的情况,不管是因为它被终止了,还是没有观察到不良反应[48]。

Wright 等人[49]在对曼彻斯特 6 个社区的药物不良反应案例进行分析后,发现多种药品的不良反应分别由以下 4 种情况引起。

(1) 药品-药品反应(drug-drug interaction,DDI)　一种药品的活性或疗效被另一种药品改变。

(2) 治疗重复(therapeutic duplication,TD)　开了有相同作用的两种药品,产生重复疗效。

(3) 药品重复(drug duplication,DD)　相同药品的错误管理,或不同药品的组合中含有相同的药物成分。

(4) 副作用(additive effects,AE)　两种药品不属于同类,也不相互作用,但组合在一起使用后会有潜在危害。

在这些类型中,大部分的事实 ADEs 是由药品-药品反应引起的,而 75% 的潜在 ADEs 是由治疗重复和药品重复引起的。有研究者在通过利用临床评估决策工具识别了 29.4% 的事实 ADEs 和 89.7% 的 PADEs 的基础上,得出的结论是,在社区医院中,通过使用公用临床决策工具知识库,可以防止一定数量的 ADEs 的发生。

在 DDIs 的研究中,在不良反应报告中可以见到一些常见的药物,比如降压药、消炎药和抗凝血药等。那么为什么这么多的 DDIs 这么长时间以来没有被发现呢? 首先,在药品上市前临床试验的最后一个阶段(第三期),由于只对 1 000～3 000 人做了药品试用评估,因此很难发现一些潜在的 DDIs。其次,DDIs 的鉴定与很多因素有关,如多种药品同时服用时的剂量、药物的副作用、用药者的遗传基因特征以及人口结构的变化等。在早期的医学研究方法中,科学家们通过临床试验、体内药物动力模型等方法来研究和理解 DDIs,但这些方法一次只能分析一种药品或几种药品的组合。随着医疗行业信息化的发展,产生并积累了大量的医疗数据,对于 DDIs 的研究也发生了一些改变。近几年,有很多新的数据源可使研究者们利用数据分析的方法更好地识别、预测以及解释 DDIs[50]。

(1) 科技论文及摘要　MEDLINE 是世界最大的医学领域的科技论文仓库,目前包含了超过 2 000 万篇的引文,并以每天数千篇的数量递增。可使用文本挖掘的方法,通过了解在生物医疗研究的过程中最新的关于药品的信息，寻求对 DDIs 的理解。

（2）不良事件报告　很多国家使用自发的报告系统来维护与健康相关的不良事件数据库，并以此作为药品上市后监管的一种形式。

（3）药品信息源　在美国，所有处方和非处方药品的药品标签全文都可以在国家医学图书馆网站 DailyMed 上获取。这些标签上包含了一些关于此药品的重要信息，如配方、副作用以及已知的药物互相作用说明等。

（4）电子医疗记录　电子医疗记录的出现在很大程度上促进了用数据化的方法研究 DDIs 的进程，电子医疗数据中的原始数据可以用于预测 DDIs 并验证预测结果。但使用这类数据源的主要障碍是数据的可访问性，因为要考虑到患者信息的隐私问题。

据统计在全世界，可被阻止的药物不良反应数量在入院患者中占 3.7%，这对医疗卫生系统来说是个很大的负担[51]。然而，药物不良事件的诊断代码在电子病例（EPRs）中有时候是少报或缺失的。例如，临床中有时候会因为没有将一个新的医疗事件正确识别为药物不良反应事件，而导致在诊断代码中少填有关药物不良反应的信息。若出现最坏的情况，会影响患者的安危，而且也会减少让处方药品风险评估产生错误的 ADEs 报告数量。经多年积累而产生的电子病历库中有潜在的有价值的资源信息，可以利用这些信息来鉴别药品不良反应。Karlsson 等人[52]在斯德哥尔摩 EPRs 库中抽取了训练集，并使用随机森林和 J-Rip 规则学习两种机器学习算法对选定的药物不良反应诊断代码 L27.0（该诊断代码表示由于药物和药剂引起的全身性皮疹）进行了预测建模与比较分析。在不同的特征组合集上，对这种指定药物不良反应的预测结果表明，根据曲线下面积（area under the curve，AUC）来评估，随机森林算法要优于 J-Rip 规则学习算法。

4.2.4　电子病历处理

电子健康纪录（electronic health record，HERs）整合了不同来源的病患健康资讯，包括病患所有的电子病历，理想的电子健康记录应该具有互动性、互用性、安全性、持续性和即时更新的特性[53]。随着医疗领域信息化程度的加深，产生了大量的电子健康记录数据。整理、分析与处理电子健康记录有着广泛的用途，如疾病的诊断与预测、药物预警、个性化医疗、（医疗）资源管理以及公共健康等。对于电子健康记录的研究，除了为解决特定医疗问题而利用 HERs 提取潜在有价值信息的相关工作以外，还有一些研究是针对由于 HERs 数据的特殊性而产生的数据处理问题所做的一些通用的基础工作，如文本分析、检索性能的提高、非结构化数据处理及数据整合等。本小节的内容主要是关于后一种研究工作的。

临床记录是电子健康记录的一个完整部分，由于非结构化的特征对临床记录的分析提出了特殊的挑战。Sondhi 等人提出了一个对临床记录中的病症关系进行建模和分析的集成挖掘构架 SympGraph[54]，将症状作为节点、症状间的关系作为边的 SympGraph 结构可以通过在大量患者的临床记录序列中抽取病症而自动创建，并提出了一个新的矩阵更新算法用来节省图动态更新的计算量。在临床应用中,SympGraph 有一个重要的功能,即症状扩展,也就是说通过分析基本的 SympGraph 结构,可以将给定的症状集扩展到其他相关的症状上。实验结果表明扩展的症状对改善疾病预测的曲线下面积估量可提供有效的信息。

由于患者医疗记录数字化数据容量的增加,医疗信息检索系统的性能急需提高。通过查询扩展,关联规则方法可被用于提高信息检索的性能。关联规则挖掘的一个重要困难在于即使给出很合理的支持度和置信度也会生成巨大数量的规则。由于生成的很多规则是不重要的、冗余的或语义错误的,因此在信息检索中使用关联规则方法提高检索性能的主要问题是选择出与查询有关的规则。Babashzadeh 等人[55]在 2011 年文本信息检索会议(Text Retrieval Conference,TREC)的医疗记录评测框架下,提出了一种基于语义关联规则挖掘的医疗上下文查询建模方法。该方法的主要思想是使用统一建模语言(UML)系统本体中的概念对电子医疗记录建立语义索引。具体步骤是:首先由覆盖查询的规则得出上下文查询的概念;然后,根据这些概念与查询概念的语义相关性进行加权;最后,利用对患者记录的重新排序来提高临床检索效率。评估结果表明该方法的检索性能优于概率模型 BM25(Best Match 25)。

4.3　面临的挑战

在大数据时代下,尽管大数据分析能够产生更大的商业价值,大数据存储和分析技术的发展也得益于商业场景中数据量的激增和数据种类的多样化,但医疗大数据依然面临很多挑战,以下将其具体表现从不同维度进行描述。

1) 数据的巨量性

根据著名市场调研机构 IDC 数字宇宙(digital universe)的研究[56],到 2020 年,医疗数据将增至 35 ZB,相当于 2009 年数据量的 44 倍。其中,影像数据增长最快,其次是电子病历(EMR)数据。这就要求海量数据系统一定要有相应的数据存储与计算能力。除数据规模巨大之外,医疗管理信息系统还拥有庞大的文件数量,因此如何管理文件系统层累积的元数据也是一个难题。

2) 数据的高速性

随着医疗行业信息化的逐步推进,越来越多地需要对医疗实时数据进行快速处理,如手术室的麻醉监控,床边心脏监视,血糖检测,心电图(electrocardiogram,ECG),ICU 传染源检测与识别,自动控制的胰岛素泵低温病床,以及新型家用、急诊或医院使用的基于网络的检测设备等产生的实时信息。医疗大数据应用中的实时性问题,要求对数据进行实时或准实时的处理、秒级的查询需求响应。在卫生信息化调研过程中,很多医务人员反映调阅数据速度慢,如放射科医生调阅患者 CT 影像要等待数分钟等很多相关问题。显然,静态的存储方案无法满足数据动态演化所带来的挑战。

3）数据的多样性

医疗行业所产生的信息除了传统的结构化数据以外，还包括大量的传统非结构数据，如医护人员手写的便条、笔记，费用登记记录，纸质处方，医学影像胶片，MRI 和 CT 产出影像等，以及新生的非结构数据，如体检设备、基因数据、社交媒体等。可以看到，医疗数据是复杂而具有多样性的，而且由于医学数据的特殊相关性，在做决策的时候很多情况下要依据各种不同的数据，包括图形与图像、社交数据、机器产生的数据和医学文档等。

4）数据是非规范的

目前，尽管医疗信息化的工作正在如火如荼的进行中，各种不同的机构产生并存储了大量的医疗信息，但产生的医疗大数据还不够规范，而进行数据挖掘需要数据较为规范，所以这是一直以来难以对医疗大数据利用现有技术进行很好的处理、分析以及应用的重要原因之一。

5）医疗大数据并发访问性

一旦认识到医疗大数据分析应用的潜在价值，就会有更多数据集被纳入系统进行研究，同时会有更多的人关注以及使用这些数据。对于这些可能存储在多个地点的多种不同类型存储设备上的医疗数据，并发问题将会日益突出。

6）医疗大数据的安全保护

医疗数据和应用呈现指数级增长趋势，也给动态数据安全监控和隐私保护带来极大的挑战。媒体曾爆出温州多家医院信息系统遭黑客侵入，医药信息外泄。现有隐私保护和隐私执行的国际标准是基于传统的告知和许可的条件下，比如 cookie。但是，在大数据环境下更强调数据的二次应用，使用者无法预测将来数据的使用形式和功能。在这种情况下，将来的医疗大数据的安全保护趋势是不能仅依托个人的许可，而是更强调数据使用者的责任。

7）现阶段缺乏技术的支持、人才

目前，大部分医疗机构仍然很难从现有的系统中获取各类他们需要的数据与信息。医疗大数据面临的挑战不仅来自数据量的增长，还来自应对这种变化的新技术的支持。

8）性价比问题

医疗机构在构建医疗大数据系统时需要考虑成本和大数据系统产生的价值数据的存储架构是否合理，不仅影响到医院 IT 系统的成本，而且关乎医院的运营成本与盈利。随着时间的推移，医疗机构建设的信息系统会产生越来越多的医疗数据，而且随着信息化程度的加深，数据产生的速度会越来越快。系统中医疗数据的激增，使得存储扩容成为大数据应用环境中普遍存在的问题与压力，很多医疗机构很被动地不断地购买不同品牌的存储系统。所以现在的现状是，医院的存储设备大多是由不同厂商构成的完全异构的存储系统，这些不同的存储设备利用各自不同的软件工具来进行控制和管理，这样就增加了整个系统的复杂性，而且管理成本非常高。

9）第三方数据机构的介入

大多数医院，单凭单家医院的资源，能力很有限，无法做到数据的永久保存与有效利用。

这些经年累月的病患数据具有极其珍贵的研究价值,因此医院数据的第三方云存储是必然趋势,这不但解决了单个医疗机构的存储问题,而且还为医疗大数据的共享创造了条件。

10) 医疗机构的变革的谨慎性

医疗与人命息息相关,无论是创新还是变革,都需要更加谨慎,每走一小步,都需要权衡它所造成的各方面的影响,所以必然前进的步伐有所受限,因此在 IT 创新的脚步上是相对较慢的。以往人们会将"医疗"和"健康"作为两个不同的领域,但因为大数据的存在,它们将会相通。目前医疗大数据行业创新中存在五个方面的挑战,正在推动医疗机构的变革,其中包括:

(1) 临床创新 新技术、设备、药品、治疗方法和交付模式。

(2) 监管审查 新的制度需要确保医疗健康机构的安全性。

(3) 竞争威胁 医疗机构面临了更多相关行业的竞争对手,包括保健品零售机构以及家庭护理机构等。

(4) 个性化医疗 数据的需求不断增长,医疗机构需要为患者提供质量更高、更具个性化的医疗服务。

(5) 经济限制 政府部门希望进一步降低医疗成本,鼓励创新。

在医疗保健与生命科学领域,存在 4 个"大数据池",即制药及医疗设备研发数据、临床数据、活动和成本数据以及患者行为和情绪数据。要创造有价值的解决方案就需要对这四个大数据池进行集成。而针对这四大领域相应的解决方法是对医疗数据进行"二次利用"。这其中包括:企业医疗分析,为医疗机构提供世界级的数据仓库解决方案;转译研究中心,为医学研究机构以及制药中心提供新技术的研究保障;健康科学网络,为制药公司、资产管理公司以及研究机构之间提供安全的数据共享;患者参与,通过收购加强医疗机构与患者之间的联系。

11) 完整体系的建设

医疗机构的 IT 建设当中,还没有真正形成一个完整的体系,能够去收集并利用临床数据、成本数据、基因数据以及患者在网络中表达的情绪数据等,进而能够帮助医疗机构,对这些数据进行集成与分析,并针对每位患者创建一个 360° 的完整视图。

◇ 参 ◇ 考 ◇ 文 ◇ 献 ◇

[1] Kayyali B, Knott D, Van Kuiken S. The big-data revolution in US health care: Accelerating value and innovation[J]. Mc Kinsey & Company, 2013.

［2］ Petrella J R, Coleman R E, Doraiswamy P M. Neuroimaging and early diagnosis of Alzheimer disease: a look to the future[J]. Radiology - oak Brook, 2003, 226(2): 315 - 336.

［3］ Duchesne S, Caroli A, Geroldi C, et al. Relating one-year cognitive change in mild cognitive impairment to baseline MRI features[J]. Neuroimage, 2009, 47(4): 1363 - 1370.

［4］ Stonnington C M, Chu C, Klöppel S, et al. Predicting clinical scores from magnetic resonance scans in Alzheimer's disease[J]. Neuroimage, 2010, 51(4): 1405 - 1413.

［5］ Zhou J, Yuan L, Liu J, et al. A multi-task learning formulation for predicting disease progression [C] //Proceedings of the 17th ACM SIGKDD international conference on Knowledge discovery and data mining. ACM, 2011: 814 - 822.

［6］ Xiang S, Yuan L, Fan W, et al. Multi-source learning with block-wise missing data for Alzheimer's disease prediction [C]//Proceedings of the 19th ACM SIGKDD international conference on Knowledge discovery and data mining. ACM, 2013: 185 - 193.

［7］ Lanckriet G R G, De Bie T, Cristianini N, et al. A statistical framework for genomic data fusion [J]. Bioinformatics, 2004, 20(16): 2626 - 2635.

［8］ Rosamond W, Flegal K, Furie K, et al. Heart disease and stroke statistics — 2008 update: a report from the American Heart Association Statistics Committee and Stroke Statistics Subcommittee[J]. Circulation, 2008, 117(4): e25.

［9］ Lumley T, Kronmal R A, Cushman M, et al. A stroke prediction score in the elderly: validation and Web-based application[J]. Journal of clinical epidemiology, 2002, 55(2): 129 - 136.

［10］ Bender R, Augustin T, Blettner M. Generating survival times to simulate Cox proportional hazards models[J]. Statistics in medicine, 2005, 24(11): 1713 - 1723.

［11］ Goeman J J. L1 penalized estimation in the cox proportional hazards model[J]. Biometrical Journal, 2010, 52(1): 70 - 84.

［12］ Kattan M W. Comparison of Cox regression with other methods for determining prediction models and nomograms[J]. The Journal of urology, 2003, 170(6): S6 - S10.

［13］ Khosla A, Cao Y, Lin C C Y, et al. An integrated machine learning approach to stroke prediction [C] //Proceedings of the 16th ACM SIGKDD international conference on Knowledge discovery and data mining. ACM, 2010: 183 - 192.

［14］ Güvenir H A, Demiröz G, Ilter N. Learning differential diagnosis of erythemato-squamous diseases using voting feature intervals[J]. Artificial Intelligence in Medicine, 1998, 13(3): 147 - 165.

［15］ Kordylewski H, Graupe D, Liu K. A novel large-memory neural network as an aid in medical diagnosis applications[J]. Information Technology in Biomedicine, IEEE Transactions on, 2001, 5(3): 202 - 209.

［16］ Kwak N, Choi C H. Input feature selection for classification problems[J]. Neural Networks, IEEE Transactions on, 2002, 13(1): 143 - 159.

［17］ Güler İ. Feature extraction from Doppler ultrasound signals for automated diagnostic systems[J]. Computers in Biology and Medicine, 2005, 35(9): 735 - 764.

［18］ Übeyli E D. Multiclass support vector machines for diagnosis of erythemato-squamous diseases[J].

Expert Systems with Applications，2008，35(4)：1733 - 1740.

[19] Tafeit E，Reibnegger G. Artificial neural networks in laboratory medicine and medical outcome prediction[J]. Clinical chemistry and laboratory medicine，1999，37(9)：845 - 853.

[20] Güler İ，Derya Übeyli E. Detection of ophthalmic artery stenosis by least-mean squares backpropagation neural network[J]. Computers in Biology and Medicine，2003，33(4)：333 - 343.

[21] Lim C P，Harrison R F，Kennedy R L. Application of autonomous neural network systems to medical pattern classification tasks[J]. Artificial intelligence in medicine，1997，11(3)：215 - 239.

[22] Itchhaporia D，Snow P B，Almassy R J，et al. Artificial neural networks：Current status in cardiovascular medicine[J]. Journal of the American College of Cardiology，1996，28(2)：515 - 521.

[23] Übeyli E D，Güler I. Neural network analysis of internal carotid arterial Doppler signals：predictions of stenosis and occlusion[J]. Expert Systems with Applications，2003，25(1)：1 - 13.

[24] Karabatak M，Ince M C. An expert system for detection of breast cancer based on association rules and neural network[J]. Expert Systems with Applications，2009，36(2)：3465 - 3469.

[25] Akay M F. Support vector machines combined with feature selection for breast cancer diagnosis[J]. Expert systems with applications，2009，36(2)：3240 - 3247.

[26] Xie J，Wang C. Using support vector machines with a novel hybrid feature selection method for diagnosis of erythemato-squamous diseases[J]. Expert Systems with Applications，2011，38(5)：5.

[27] Abdi M J，Giveki D. Automatic detection of erythemato-squamous diseases using PSO - SVM based on association rules[J]. Engineering Applications of Artificial Intelligence，2013，26(1)：603 - 608；809 - 5815.

[28] Kennedy J，Eberhart R. Particle swarm optimization[C]//Proceedings of IEEE international conference on neural networks，1995，4(2)：1942 - 1948.

[29] Avci E. A new intelligent diagnosis system for the heart valve diseases by using genetic-SVM classifier[J]. Expert systems with Applications，2009，36(7)：10618 - 10626.

[30] Das R，Turkoglu I，Sengur A. Effective diagnosis of heart disease through neural networks ensembles[J]. Expert Systems with Applications，2009，36(4)：7675 - 7680.

[31] Palaniappan S，Awang R. Intelligent heart disease prediction system using data mining techniques [C] //Computer Systems and Applications，2008. AICCSA 2008. IEEE/ACS International Conference on. IEEE，2008：108 - 115.

[32] Eberhart R C，Dobbins R W，Webber W R S. Casenet：a neural network tool for EEG waveform classification[C]//Computer-Based Medical Systems，1989. Proceedings.，Second Annual IEEE Symposium on. IEEE，1989：60 - 68.

[33] Nahar J，Imam T，Tickle K S，et al. Association rule mining to detect factors which contribute to heart disease in males and females [J]. Expert Systems with Applications，2013，40 (4)：1086 - 1093.

[34] Scheffer T. Finding association rules that trade support optimally against confidence[M]//Principles of Data Mining and Knowledge Discovery. Berlin Heidelberg：Springer，2001：424 - 435.

[35] Flach P A，Lachiche N. Confirmation-guided discovery of first-order rules with Tertius[J]. Machine

Learning, 2001, 42(1 - 2): 61 - 95.

[36] Knaus W A, Zimmerman J E, Wagner D P, et al. APACHE-acute physiology and chronic health evaluation: a physiologically based classification system[J]. Critical care medicine, 1981, 9(8): 591 - 597.

[37] Knaus W A, Draper E A, Wagner D P, et al. APACHE Ⅱ: a severity of disease classification system[J]. Critical care medicine, 1985, 13(10): 818 - 829.

[38] Knaus W A, Wagner D P, Draper E A, et al. The APACHE Ⅲ prognostic system: Risk prediction of hospital mortality for critically ill hospitalized adults [J]. Chest Journal, 1991, 100 (6): 1619 - 1636.

[39] Yandiola P P E, Capelastegui A, Quintana J, et al. Prospective comparison of severity scores for predicting clinically relevant outcomes for patients hospitalized with community-acquired pneumonia [J]. CHEST Journal, 2009, 135(6): 1572 - 1579.

[40] McQuatt A, Andrews P J D, Sleeman D, et al. The analysis of head injury data using decision tree techniques[M]//Artificial Intelligence in Medicine. Berlin Heidelberg:Springer, 1999: 336 - 345.

[41] Subbe C P, Kruger M, Rutherford P, et al. Validation of a modified Early Warning Score in medical admissions[J]. Qjm, 2001, 94(10): 521 - 526.

[42] Mao Y, Chen Y, Hackmann G, et al. Early deterioration warning for hospitalized patients by mining clinical data[J]. International Journal of Knowledge Discovery in Bioinformatics (IJKDB), 2011, 2(3): 1 - 20.

[43] Ko J G, Lim J H, Chen Y, et al. MEDiSN: medical emergency detection in sensor networks[J]. ACM Transactions on Embedded Computing Systems (TECS), 2010, 10(1): 11.

[44] Mao Y, Chen W, Chen Y, et al. An integrated data mining approach to real-time clinical monitoring and deterioration warning[C]//Proceedings of the 18th ACM SIGKDD international conference on Knowledge discovery and data mining. ACM, 2012: 1140 - 1148.

[45] World Health Organization. The safety of medicines in public health programmes: pharmacovigilance, an essential tool[J]. [s. n.],2006.

[46] Becker M L, Kallewaard M, Caspers P W J, et al. Hospitalisations and emergency department visits due to drug-drug interactions: a literature review[J]. Pharmacoepidemiology and drug safety, 2007, 16(6):641 - 651.

[47] Bates D W, Spell N, Cullen D J, et al. The costs of adverse drug events in hospitalized patients[J]. Jama, 1997, 277(4): 307 - 311.

[48] Bates D W, Cullen D J, Laird N, et al. Incidence of adverse drug events and potential adverse drug events: implications for prevention[J]. Jama, 1995, 274(1): 29 - 34.

[49] Wright A, Feblowitz J, Phansalkar S, et al. Preventability of adverse drug events involving multiple drugs using publicly available clinical decision support tools[J]. American Journal of Health-System Pharmacy, 2012, 69(3).

[50] Bethany Percha, Russ B Altman. Informatics confronts drug-drug interactions [J]. Trends in Pharmacological Sciences, 2013, 34(3): 178 - 184.

[51] Howard R L, Avery A J, Slavenburg S, et al. Which drugs cause preventable admissions to hospital? A systematic review[J]. British journal of clinical pharmacology, 2007, 63(2): 136 - 147.

[52] Karlsson I, Zhao J, Asker L, et al. Predicting Adverse Drug Events by Analyzing Electronic Patient Records[M] //Artificial Intelligence in Medicine. Berlin Heidelberg: Springer, 2013: 125 - 129.

[53] Definition E H R. Attributes and Essential Requirements [J]. Healthcare Information and Management Systems Society, 2003.

[54] Sondhi P, Sun J, Tong H, et al. SympGraph: a framework for mining clinical notes through symptom relation graphs[C]//Proceedings of the 18th ACM SIGKDD international conference on Knowledge discovery and data mining. ACM, 2012: 1167 - 1175.

[55] Babashzadeh A, Daoud M, Huang J. Using semantic-based association rule mining for improving clinical text retrieval [M]//Health Information Science. Berlin Heidelberg: Springer, 2013: 186 - 197.

[56] http://www.emc.com/leadership/programs/digital-universe.htm

第5章

医疗大数据安全

杨佳泓

随着医疗信息化的不断深入,诸如电子病历、区域医疗和健康物联等各种应用不断拓展,数据分析方法与手段的重要性日益突出,大数据技术开启了一扇高效利用医疗数据的大"门"。当然,新技术带来新机遇的同时也带来了新的挑战,医疗大数据安全问题就是其中之一。

本章将从界定医疗大数据安全的含义入手,通过"人"与"数据"的两个维度来阐述数据隐私保护、数据资源共享、数据资产界定和数据真假判断等核心问题。

5.1　医疗大数据安全的界定

过去,获取和传递数据的装置呈零星分布或间歇联络时,数据安全是重要的,保存数据的载体经常被锁在保险箱里;现在,面对全球上万亿个联通设备,数据安全更重要了。所以,如何构建大数据的"保险箱",是值得探讨的。

一般来说,数据安全有机密性(confidentiality)、完整性(integrity)和可用性(availability)三方面要义,大致要保证五项内容:其一,应保证数据是保密的、完整的、可用的、真实的、被授权的、可认证的和不可抵赖的;其二,应保证所有的数据(包括副本和备份),被存储在合同、服务水平协议和法规允许的物理位置;其三,应保证可有效地定位、擦除或销毁数据;其四,应保证数据在使用、储存或传输过程中,在没有任何补偿控制的情况下,用户间不会混合或混淆;其五,应保证数据可备份和可恢复,能防止意外丢失或者是人为破坏。

在此意义上,数据安全有两层含义:一是数据本身的安全,即能采用现代密码算法对数据进行主动保护,如数据保密、数据完整性、双向强制身份认证等,能确保数据不被不应获得者获得;二是数据防护的安全,即能采用现代信息存储手段对数据进行主动防护,如通过磁盘阵列、数据备份、异地容灾等,能确保数据在传输、存储过程中不被未授权的篡改。

然而,医疗是一个特殊的领域,其特殊性在于它以"人"为研究对象,所有医疗行为及其结果都以获取个人信息为基础。因此,医疗大数据安全应被界定为涉及"人"和"数据"两种维度的安全。

5.2　人的安全

医疗大数据安全中"人"的安全,涉及的是数据隐私保护问题。这里需要特别指出的是医生和患者的个人隐私是同等重要的。

个人隐私，即个人敏感数据(sensitive data)，根据 1995 年欧盟的《数据保护指令》，指的是"有关一个被识别或可识别的自然人(数据主体)的任何信息；可以识别的自然人是指一个可以被证明，即可以直接或间接地，特别是通过对其身体的、生理的、经济的、文化的或生活身份的一项或多项的识别"，主要有两个显著法律特征，一是有关"个人"的，二是能对主体构成直接或间接识别。

5.2.1 医生隐私

相对于患者的隐私，在现实中医生隐私保护问题经常被忽略，这是不对的。不能说医生"遵守职业规范"就必须出让自己的隐私，其同样需要保护，这些包括但不限于：能辨识个人身份，或者能表示特定的宗教认同、政治偏好、犯罪记录和性别倾向等数据。

当然，为了帮助患者，医疗服务提供者、卫生管理机构和保险机构理解医生及其医疗行为，可以在技术处理上要采用匿名化或模糊化，删除个人敏感数据的隐私部分后进行分析，如找到医疗诊断背后医生的诊疗习惯等。

5.2.2 患者隐私

医疗是为了理解、干预和恢复人体这个由器官关联的有机体而存在的。人体是神奇的，在人的一生中，会有 30 亿次心脏跳动，6 亿多次肺部呼吸，大脑上千亿个神经元和千万亿个突触的复杂脑电活动从不停歇，即便是在深度睡眠中也是如此。对为了得到患者神经、循环、呼吸、消化等生理系统的工作状态，如血压、脉搏、心率、呼吸等反馈信息，而进行的数据采集、存储、传输和处理的行为过程，从社会伦理学角度是带有个人隐私性的。

在医疗过程中，患者的个人隐私主要有[1]：在体检、诊断、治疗、疾病控制、医学研究过程中涉及的个人肌体特征、健康状况、人际接触、遗传基因、病史病历等。这些内容还能被分为显性与隐性，显性一般是医嘱、诊断书、X 线片、检查结果、报告单、病历、病案、住院患者床头卡等数据；隐性则是指蕴藏在这些数据里的信息，如患者血液组织所蕴藏着的基因信息，患者罹患疾病所反映出的生活方式或者折射出的家族遗传历史等。

有些人认为患者隐私等同于个人医疗信息，这显然是不对等的。个人医疗信息并不全是隐私；患者隐私应包含患者私人信息、私人领域和私人行为，而且在界定上有一定的差异。例如，保守的患者会视疾病信息为隐私，而有些则不然。从隐私所有者角度，患者隐私可被分为两类：一类是某个人不愿被暴露的个人信息，这与该特定个人及其是否确认相关，如身份证号、就诊记录等；另一类是某些人组成群体所不愿被暴露的共同信息，这与此特定群体及其是否确认相关，如某种传染性疾病的分布状况。所以，个人医疗信息中隐私部分与患者的隐私信息存在交集，但两者涵盖的范围并不相同。明晰患者隐私和个人医疗信息

的异同,有助于明确医疗信息及其隐私保护对象,进而分辨出哪些医疗数据属于隐私,需要
重点保护;哪些医疗数据则是可以共享和利用。

5.2.3 现有隐私法律法规

欧美发达国家已建立了相对完善的政策法规体系以加强隐私保护[2,3,4]。Win KT
(2005 年)对健康数据隐私保护的法律法规进行了综述研究,发现很多国家是在信息化建设
中建立的配套法律法规体系,如美国于 1996 年制定的《医疗保险可携性与责任法案》
(*Health Insurance Portability and Accountability Act*,HIPAA),针对卫生信息化中的交
换规则、医疗服务机构的识别、从业人员的识别、医疗数据安全、医疗隐私、患者识别等问
题,制定了详细的法律规定,以保护医疗信息安全和患者隐私。2000 年,美国卫生及公共服
务部(United States Department of Health and Human Services,U. S. HHS)依据该法授
权制定《个人可识别健康信息的隐私标准》,标志着美国已为保护患者医疗隐私构建起一个
完整且具有可操作性的法律体系。加拿大的《个人信息保护及电子文档法案》(*Personal
Information Protection and Electronic Documents Act*,PIPEDA)规定禁止跨省或跨国商
业机构使用个人健康信息。澳大利亚的《隐私权法案》《健康档案法案》和日本《关于保护私
人信息基本法纲要求案》等都对隐私保护利益相关者的义务、权限和法律责任等内容做出
了严格界定。欧盟在着手建立覆盖全欧盟范围的数字医疗体系时,对数据交换过程中安全
和隐私保障问题给予了高度关注。另外,为保障网络的安全,欧美发达国家还制定了一系
列与信息安全有关的法律、标准和指南,像政府保密行动、信息安全手册等。

相比较而言,我国对于医疗领域隐私保护的立法及政策法规的制定略显滞后,对个人
权利的保护较为薄弱,主要是一些最高院的司法解释和相关的部门规章。最高人民法院
《关于审理名誉案件若干问题的解释》中规定:"医疗卫生单位的工作人员擅自公开患者有
淋病、梅毒、麻风病、艾滋病等病情,致使患者名誉受到损害的,应当认定为侵害患者名誉
权。"其他的还有一些部门法中的规定,如卫生计生委发布的《护士管理办法》规定:"护士在
执业中得悉就医者的隐私不得泄露。"《执业医师法》规定:"医师应当关心、爱护、尊重患者,
保护患者的隐私","医师执业活动中,泄露患者隐私造成严重后果的,由县级以上人民政府
卫生行政部门给予警告或责令暂停 6 个月以上一年以下执业活动;情节严重的,吊销其执业
证书;构成犯罪的,依法追究刑事责任"。《中华人民共和国母婴保健法》第 34 条规定:"从事
母婴保健工作的人员应严格遵守职业道德,为当事人保守秘密。"《中华人民共和国传染病防治
法》第 12 条规定:"疾病预防控制机构、医疗机构不得泄露涉及个人隐私的有关信息和资料。"
卫生计生委、公安部等联合发布的《艾滋病监测管理的若干规定》明确规定:"任何单位和个人
不得歧视艾滋病患者、病毒感染者及其家属,不得将患者和感染者的姓名、住址等有关情况公
布或传播。"2002 年 7 月 19 日发布的《医疗事故技术鉴定暂行办法》第 26 条规定:"专家鉴定组
应当认真审查双方当事人提交的材料,妥善保管鉴定材料,保护患者的隐私。"尽管国内相关法

律法规对保护患者隐私提出了相应的要求和规定,但是大部分规定缺乏可操作性,许多条款仅规定了对患者信息的保密义务,而没有规定违反该义务的后果,不利于具体司法实践操作,而且大多数条款对患者信息权利的具体内容、权利保护的方式等都没有规定。

5.2.4 医疗数据隐私探讨

笔者认为,变革应当到来了,不应再让数据隐私成为阻碍医疗大数据安全的"绊脚石",应从以下几方面进行完善。

首先在法律的内容上,应进行系统化的完善,避免规定太过于抽象,如医患关系中隐私的概念不清晰,对患者所具有的隐私范围也没有立法解释。

其次在法律的实施上,应具有可操作性,条款不能只规定对患者的保密义务,还应涉及医生的,另外对隐私权的侵害缺乏明确和严厉的法律责任的规定,不利于具体司法实践操作。

其三在医疗隐私保护的手段上,应多考虑受害人权利的民事救济,而不应仅从行政法角度予以规定,导致患者医疗数据受到侵害后,其人格利益和财产利益的损失得不到相应的补偿。

最后在技术规范上,应加大力度。目前,国内对医疗隐私保护的研究十分有限,多数研究者都将目光集中在仅针对信息系统的隐私保护上面,如访问角色控制技术、加密技术、匿名化技术等,忽略了对医疗数据采集、使用和共享等各个环节中潜在的隐私安全风险开展评估研究,故不易获悉医疗数据在哪个环节容易发生隐私泄露或遭受破坏。

5.3 数据安全

从"数据"本身而言,一般意义上的安全问题大致有两方面:一是易成为网络攻击的显著目标,在网络空间中,医疗大数据的关注度高,其含有的敏感数据会吸引潜在的攻击者;二是对现有存储或安全防范措施提出挑战,特别是数据大集中后复杂多样的数据存放在一起,常规的安全扫描手段无法满足安全需求。

这些问题将表现在数据资源共享、数据资产界定和盘活,以及数据真实性判断等各个方面。当前国际国内涉及数据的法律法规尚没有形成体系,所以应在资源产权保护、竞争制度安排等各方面开展讨论。

5.3.1 数据资源共享

不同的庞大数据集,在多个逻辑上集中的数据组织(data organization)和物理上集中的数据区域(data area)中达到"一定规模",就构成了数据资源(data resource)[5]。

　　数据资源之所以能成为人类重要的现代战略资源之一,并且其重要性"在 21 世纪可能超过石油、煤炭、矿产",是因为,数据资源如同现实世界的自然资源(如森林、草原、海洋、土地、水、水产和野生动植物等)或能源(如石油、煤炭、矿产、电力和其他可再生能源),既形态多样、具有有限性、不可替代和不稳定,又可利用、可发展、分布不均和受技术开发水平制约。

　　现有的法律体系中[6],在美国,法律对国有和私有信息、数据共享有着截然不同的态度,即对国有采取完全开放、对私有给予严格保密,相关的联邦法律包括《信息自由法》《隐私法》《阳光法》《版权法》等。其中,1966 年生效的《信息自由法》,是美国信息共享的指导性法律,其立法根本是满足每个公民对信息获取的需求;1974 年的《隐私法》规范了行政机关处理个人记录的行为,规定了个人记录必须对本人公开和对第三者限制公开的原则;1976 年的《阳光法》目的是保障和促进公民更加有效通过多种途径获取和利用政府信息,《版权法》则在第 105 条明确不允许联邦政府拥有版权,并对数据的二次开发没有限制[7]。在欧盟,有与信息共享相关领域最为全面而系统的法律法规体系,特别在科学数据共享方面立法速度极快,除了具有指导意义的《欧盟条约》和《欧洲共同体条约》外,主要的还有 1996 年的《欧洲议会和理事会关于数据库法律保护的指令》、2001 年的《关于公开获取欧洲议会、委员会和理事会文件的规则》和 2002 年的《布加勒斯特宣言》,数据保护同样区分公有和私有数据问题,数据共享则考虑了过程中的汇集、开放、管理、使用和安全等问题,代表国际上典型当代信息共享思想的《布加勒斯特宣言》把信息社会与数据资源共享紧密联系起来,认为这个所谓的"信息社会"应是"以广泛传播和分享信息、各利益相关方(包括政府、私营部门和民间团体)的真诚参与为基础"。

　　近年来,在国家科学技术部(简称科技部)、卫生计生委的引导下,北京、上海、浙江、广东等省市都在努力开展区域医疗建设,并取得了显著成效,实现了区域内医疗机构信息的互联互通和医疗数据共享,这对提高区域医疗卫生服务水平和工作效率,促进区域医疗卫生资源的合理配置和有效利用,支持区域临床科研、教学及流行病学分析,提升区域卫生宏观调控和科学决策能力等都发挥了积极的作用。

　　然而,这种围绕医疗卫生服务的提供方、接受方、支付方、管理方以及产品供应商,提供医疗数据的采集、传输、存储、处理、分析层面的共享还远远不够。除了个体所形成的数据资源外,群体层面进行医疗诊断、大规模筛查等数据资源也需要进行共享。融合人类各种数据收集手段形成的数据资源,包括无线生理监控、基因组学、社交网络和互联网,从而使各利益相关方以此形成更大的机会和经济效益。

5.3.2　数据资产界定

　　数据是具备资产属性的,如电子化有价证券、虚拟货币等都是数据。根据现行会计制度的规定,资产的会计核算标准有时间和价值两大内容,例如不属于生产经营主要设备的物品,单位价值在 2 000 元人民币以上,并且使用期限超过 2 年的,也作为资产。借鉴此项标准,就可以从数据资源的分布、赋存、开发和资源利用等方面进行资产界定。

正确对数据资产进行界定,有助于盘活这部分资产。数据类型多和价值密度低是大数据的重要特征。医疗领域,只有数据的所有者们围绕核心业务构建起数据间的关联关系,如从数据中了解疾病、药物、医生和患者,提高不同来源获取的结构化与非结构化数据的活性,才能让数据资产保值增值。

5.3.3 数据真假判断

在日常生活中,"眼见为实"是最基本的生存判断;在网络空间内,这种基本判断往往会失真。所以,需要有一种技术来判断哪些数据真实或者准确可靠、又或是将会被人引为误判,并提供相应证据。不幸的是,以当前技术条件来看,完全实现这一目标还有待时日。

然而,利用大数据这种数据集的大规模和数据来源的多元化等特征,使用挖掘交叉验证,能为数据真假判断提供帮助。这里举两个例子:微软研究院米歇尔·班科(Michele Banko)等人在 2000 年的一篇论文"Mitigating the Paucity-of-Data Problem: Exploring the Effect of Training Corpus Size on Classifier Performance"和斯坦福大学阿南德·拉贾拉曼(Anand Rajaraman)Netflix 竞赛获胜队,都证明了在大数据集上差的算法效率几乎等同于小数据集上好的算法![6]

需要说明的是,尽管新技术会带来威胁和挑战,同样更大的发展机遇也正等着人们,相信医疗领域的大数据变革无论在健康还是在产业契机上都能使更多的人获益。

◇参◇考◇文◇献◇

[1] 汤啸天. 个人健康医疗信息和隐私权保护[J]. 同济大学学报:社会科学版,2006,17(3):117 - 123.

[2] Bradley K J, Melinda Cline, Carl S Guynes. HIPAA, privacy and organizational change: a challenge for management[J]. Computers and Society, 2007, 37(1):12 - 17.

[3] 邢小云. 美国医疗信息隐私保护立法介绍与启示[J]. 护理学杂志:外科版,2007,22(5):72 - 74.

[4] 关延风,马骋宇. 基于电子病历的医疗信息隐私保护研究[J]. 医学信息学杂志,2011,32(8):36 - 39.

[5] 朱扬勇,熊赟. 数据学[M]. 上海:复旦大学出版社,2009.

[6] 汤春蕾. 数据产业[M]. 上海:复旦大学出版社,2013.

第6章

医疗大数据技术

陈 诚

在 20 世纪 60 年代，数据一般存储在文件介质中，由应用程序直接管理；70 年代构建了关系型数据模型，数据库技术为数据存储提供了新的手段；80 年代中期，数据仓库由于具有面向主题、集成性、时变性和非易失性特点，成为数据分析和联机分析的重要平台；随着网络的普及和 Web2.0 网站的兴起，基于互联网的数据库和非关系型数据库等技术应运而生……目前，智能手机和社交网络的广泛使用，使得各种类型的数据呈指数增长，渐渐超出了传统关系型数据库的处理能力，数据中存在的关系和规则难以被发现，而大数据技术很好地解决了这个难题，它能够在成本可承受的条件下，在较短时间内，将数据采集到数据仓库中，用分布式技术框架对非关系型数据进行异质性处理，通过数据挖掘与分析，从大量化、多类别的数据中提取价值。

目前，针对大数据技术的研究主要是将其作为一种研究方法或者一种发现新知识的工具，而不是把数据本身当成研究目标，它与传统的数据挖掘方法有着密切联系又有根本不同。

（1）传统数据分析主要针对已知的数据范围中易处理的数据进行，大多数据仓库都有一个完善的 ETL 流程和数据库限制，这意味着加载进数据仓库的数据是容易理解的、洗清过的并符合业务的元数据。而大数据分析针对传统手段捕捉到的数据之外的非结构化数据，意味着不能保证输入的数据是完整、清洗过和没有错误的。这使它更有挑战性，但同时提供了在数据中获得更多洞察力。

（2）传统分析是建立在关系数据模型之上的，主题之间的关系在系统内就已经被创立，而分析也在此基础上进行。而在典型的世界里，很难在所有的信息间以一种正式的方式建立关系，因此非结构化以图片、视频、移动产生的信息、无线射频识别等的形式存在，被考虑进大数据分析，绝大多数的分析基于纵列数据库之外。

（3）传统分析是定向的批处理，而且在获得所需的洞察力之前需要等待 ETL 等工作的完成。而大数据分析是利用对数据有意义的软件的支持，对数据进行实时分析。

（4）在一个传统的分析系统中，并行是通过昂贵的硬件，如大规模并行处理系统或对称多处理系统来实现的。而大数据分析的应用系统，可以通过通用的硬件和新一代的计算负载均衡软件来实现，加之成本的考虑，由高端的服务器向中低端硬件构建的大规模机群平台发展。

不难看出，大数据技术的战略意义不在于掌握庞大的数据资产，而在于对这些含有意义的数据进行专业化处理。换言之，如果把医疗大数据比作一种产业，那么这种产业实现盈利的关键，在于提高对数据的"加工能力"，通过"加工"实现大数据的"增值"。

6.1 医疗大数据存储与管理技术

大数据的出现以及结构数据的改变使常规技术的数据存储和管理面临新的挑战。在大数据环境下,根据存储系统为上层提供的访问接口和功能侧重不同,存储与管理解决方案主要包括分布式文件系统和分布式数据库。

6.1.1 分布式存储系统

分布式存储系统的主要特征为:所管理的数据存储在分散的物理设备或节点上,存储资源通过网络连接。对于分布式文件系统的研究主要涉及以下几个关键技术。

(1)元数据管理 在大数据环境下,元数据的体量也非常大,元数据的存取性能是整个分布式文件系统性能的关键。常见的元数据管理可以分为集中式和分布式元数据管理架构。集中式元数据管理架构采用单一的元数据服务器,实现简单,但是存在单点故障等问题。分布式元数据管理架构则将元数据分散在多个结点上,进而解决了元数据服务器的性能瓶颈等问题,并提高了元数据管理架构的可扩展性,但实现较为复杂,并引入了元数据一致性的问题。另外,还有一种无元数据服务器的分布式架构,通过在线算法组织数据,不需要专用的元数据服务器。但是该架构对数据一致性的保障很困难,实现较为复杂。文件目录遍历操作效率低下,并且缺乏文件系统全局监控管理功能。

(2)系统弹性扩展技术 在大数据环境下,数据规模和复杂度的增加往往非常迅速,对系统的扩展性能要求较高。实现存储系统的高可扩展性首先要解决两个方面的重要问题,包含元数据的分配和数据的透明迁移。元数据的分配主要通过静态子树划分技术实现,后者则侧重数据迁移算法的优化。此外,大数据存储体系规模庞大,结点失效率高,因此还需要完成一定的自适应管理功能。系统必须能够根据数据量和计算的工作量估算所需要的结点个数,并动态地将数据在结点间迁移,以实现负载均衡;同时,结点失效时,数据必须可以通过副本等机制进行恢复,不能对上层应用产生影响。

(3)存储层级内的优化技术 构建存储系统时,需要基于成本和性能来考虑,因此存储系统通常采用多层不同性价比的存储器件组成存储层次结构。大数据的规模大,因此构建高效合理的存储层次结构,可以在保证系统性能的前提下,降低系统能耗和构建成本,利用数据访问局部性原理,可以从两个方面对存储层次结构进行优化。从提高性能的角度,可以通过分析应用特征,识别热点数据并对其进行缓存或预取,通过高效的缓存预取算法和合理的缓存容量配比,以提高访问性能。从降低成本的角度,采用信息生命周期管理方法,将访问频率低的冷数据迁移到低速廉价存储设备上,可以在小幅牺牲系统整体性能的基础上,大幅降低系统的构建成本和能耗。

(4) 针对应用和负载的存储优化技术　传统数据存储模型需要支持尽可能多的应用,因此需要具备较好的通用性。大数据具有大规模、高动态及快速处理等特性,通用的数据存储模型通常并不是最能提高应用性能的模型,而大数据存储系统对上层应用性能的关注远远超过对通用性的追求。针对应用和负载来优化存储,就是将数据存储与应用耦合,简化或扩展分布式文件系统的功能,根据特定应用、特定负载、特定的计算模型对文件系统进行定制和深度优化,使应用达到最佳性能。这类优化技术在谷歌、Facebook等互联网公司的内部存储系统上,管理超过千万亿字节级别的大数据,能够达到非常高的性能。

6.1.2　主要的数据库存储方案

大数据时代,行业特性对数据的管理、查询以及分析的性能需求变化促生了一些新的技术出现。需求的变化主要集中在数据规模的增长,吞吐量的上升,数据类型以及应用多样性的变化。数据规模和吞吐量的增长需求对传统的关系型数据库管理系统在并行处理,资源管理、容错以及互联协议实现等方面带来了很多挑战。而数据类型以及应用的多样性带来了为了支持不同应用的数据管理系统。

(1) 关系型数据库　医疗大数据的建设包括大量传统的信息化系统的建设,关系型数据库是传统信息化系统的数据基础。通过异构数据交换平台,从各业务系统中获取数据并存储。当前主流的关系型数据库有 Oracle、DB2、Microsoft SQL Server、MySQL 等。

(2) 非关系型(NoSQL)数据库　在医疗业务中,需要面对大量不适合传统关系数据库存储的业务数据,在信息融合分析的过程中,也会产生大量的中间数据需要高效的顺序存储,这些数据如果使用传统关系数据库管理效率会十分低,同样不能满足数据量平行扩展的需求,所以性价比不高。

(3) 实时数据库　在医疗大数据应用中,主要应用场景中所面对的数据实时性要求通常是在秒级别上对数据进行处理分析,并提供给业务系统使用。例如为医生在线提供近期用药重复提醒、用药安全等智能提醒业务。在现有的实时数据库解决方案中,内存数据库是最佳的实时存储实施者。通过将内存作为数据的存储媒介,从而获得优异的存储速度,以及高速的 CPU 交换效率,解决了传统数据库的外存速度和读取时间无法控制等技术瓶颈。

(4) 列式数据库　列式数据库是以列相关存储架构进行数据存储的数据库,主要适合于批量数据处理和即席查询。面向列的数据存储架构更适用于联机分析处理(on line analysis process, OLAP)这样在海量数据(可能达到万亿字节规模)中进行有限复杂查询的场景。

6.1.3　不同数据存储方案的选择

著名的 CAP 理论是 NoSQL 数据库的基石，由 Eric Brewer 教授提出：在设计和部署分布式应用时，存在三个核心的系统需求，一致性（consistency）、可用性（availability）、分区容错性（partition tolerance）。"一个分布式系统不可能同时很好满足一致性、可用性和分区容错性这三个需求，最多只能同时较好地满足两个。"[1]

笔者总结了一下目前主流的大数据存储方案，并对其 CAP 特性进行了分析，如图 6 - 1所示。

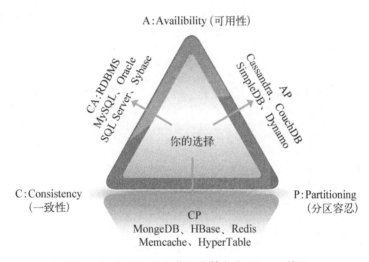

图 6 - 1　目前主流大数据存储方案的 CAP 特性

下面对图 6 - 1 中的三个最有代表性的数据存储方案 Apache HBase、Cassandra 及MongeDB 进行简单的说明。

Apache HBase 分布式存储系统具有高可靠性、高性能、面向列以及可伸缩等特点，同时利用 HBase 可以完成在大规模廉价 PC 上搭建高效的结构化存储集群。Apache HBase是 Google BigTable 的开源实现项目，以 Hadoop HDFS 为文件存储系统，以 HadoopMapReduce 为处理架构，以及利用 Zookeeper 作为协同服务。HBase 是标准的列式数据库，由于列式数据库查询数据只有三种方式：单个行键访问、给定行键的范围访问及全表扫描。所以 HBase 实现了在一致性和分区容错两个特性，它适合吞吐量大，数据量大的场合。

Cassandra 是一个典型的键值数据库，由著名互联网公司 Facebook 设计研发，其主要特点为数据存储体系由众多数据库节点构成的分布式网络构建，每一个对 Cassandra 写操作都会被复制到其他节点，读操作也会被路由到某个节点上去。另外，分布式集群的存储特性也决定了系统的可扩展性较好。但是 Cassandra 只能支持最终一致性，因而不太适用于订单管理等对一致性要求较高的业务后场景，却能较好完成大数据量和精确查询定位数据等业务。

MongoDB 是基于分布式文件存储的,介于关系型和非关系型数据库之间的数据库产品。由于其被设计为支持多种数据结构类型的存储系统,因此可以存储比较复杂的数据类型。它主要解决的是海量数据的访问效率问题,作为一个关系型数据库的可替代方案,其具备强一致性能力。针对市场上的主流数据存储方案的特性和适用场景见表 6-1。

表 6-1 市场上主流数据存储方案的特性和适用场景

存储方案	特　　性	适 用 场 景
CouchDB	基于 Erlang 开发,支持双向数据复制,采用的是 Master-Master 架构,可保存文件之前的版本。支持嵌入式视图,可列表显示。支持进行服务器端文档验证,支持认证,支持附件处理	适用于数据变化较少,执行预定义查询,进行数据统计的应用程序。适用于需要提供数据版本支持的应用程序
Redis	基于 C/C++开发,运行速度快。采用 Master-Slave 架构,虽然采用简单数据或以键值索引的哈希表,但也支持复杂操作,支持列表,支持哈希表,支持排序 Sets,支持事务(强一致性)。支持将数据设置成过期数据(类似快速缓冲区设计),Pub/Sub 允许用户实现消息机制	适用于数据变化快且数据库大小可预见(适合内存容量)的应用程序
Cassandra	基于 Java 开发,对大型表格和 Dynamo 支持得最好。可调节地分发及复制,支持以某个范围的键值通过列查询。写操作比读操作更快	当使用写操作多过读操作(记录日志)等,Java API 最为友好
HBase	基于 Java 编写,支持数十亿行乘以上百万列的数据容量。采用分布式架构,对实时查询(基于 MapReduce)进行优化,高性能 Thrift 网关,通过在服务器(server)端扫描及过滤实现对查询操作预判,对配置改变和较小的升级都会重新回滚。不会出现单点故障	适用于偏好 BigTable 并且需要对大数据进行随机、大吞吐量实时访问的场合
MongoDB	基于 C++开发,保留了 SQL 一些友好的特性(查询、索引)。基于 Master-Slave 架构(支持自动错误恢复),内建分片机制。在数据存储时采用内存到文件映射,对性能的关注超过对功能的要求。支持 JavaScript 表达式查询	适用于需要动态查询支持;需要对大数据库有性能要求;需要使用索引而不是 MapReduce 功能
Membase	基于 Erlang 和 C 编写,兼容 Memcache,但同时兼具持久化和支持集群。通过键值索引数据,性能优异。可持久化存储到硬盘。在内存中同样支持类似分布式缓存的缓存单元。所有节点都是唯一,基于 Master-Master 架构。写数据时通过去除重复数据来减少 IO,更新软件时无需停止数据库服务,支持连接池和多路复用的连接代理	适用于需要低延迟数据访问,高并发支持以及高可用性的应用程序。配合 MemCache 使用作为应用极好的缓存方案
Neo4j	基于 Java 语言开发,是基于关系的图形数据库。图形的节点和边都可以带有元数据,使用多种算法支持路径搜索。使用键值和关系进行索引,为读操作进行优化,支持事务。使用 Gremlin 图形遍历语言,支持 Groovy 脚本,支持在线备份	适用于图形一类数据。这是 Neo4j 与其他数据存储的最显著区别

医疗大数据种类多样,使用方式也不尽相同。例如,医疗影像数据通常是大数据量的媒体文件,虽然数量不多但数据很大,这些数据的访问通常是采用流媒体的访问方式,需要连续地读取。智能终端设备监控数据通常是时间序列的浮点数据,根据采集频率不同,数据量也有很大差别,这些数据通常需要与其他数据融合,按照时间序列处理。健康档案数据通常是带有格式信息的数据,常用的格式是 XML,这类数据需要携带元数据或者元数据关联信息存储,在利用的时候也通常与其他数据,如健康监护数据、医疗数据等综合分析使用。因此,医疗大数据并不能采用单一的存储方式,而是需要综合运用关系数据库、NoSQL数据库、实时数据库、列式数据库、分布式文件存储等多种技术。同时对于经常访问的热点数据,需要采用缓存机制进一步保证数据访问的及时性。

6.2 医疗大数据处理技术

为了更加清晰地理解不同的大数据处理技术,需要梳理出大数据处理中主要的数据特征和处理特征维度,在此基础上进一步梳理目前出现的各种重要和典型的大数据处理技术。

(1)数据结构 根据数据结构特征,大数据处理技术可以分为结构化/半结构化数据处理与非结构化数据处理。

(2)数据获取方式 按照数据获取方式,大数据可以分为批处理与流式处理方式。

(3)实时、响应性能 从数据处理响应性能角度看,大数据处理可以分为实时/准实时与离线处理。流式处理通常属于实时计算,批处理和复杂数据挖掘通常属于非实时或线下计算。

6.2.1 基于并行计算的分布式数据处理技术

目前,最适于完成大数据批处理的计算模式是 MapReduce。在相关技术中,比较具有代表性的是 Apache 软件基金开发的 Hadoop,以 MapReduce 和 Hadoop 为代表的非关系数据分析技术,凭借其适合非结构处理、大规模并行处理和简单易用等优势,在互联网搜索和其他大数据分析技术领域取得重大进展,成为主流技术。

MapReduce 是 2004 年谷歌公司提出的用来进行并行处理和生成大数据的模型,是最具代表性的批处理模式。MapReduce 是一种线性的、可伸缩的编程模型,其可扩展性得益于 shared-nothing 结构、各节点间的松耦合性和较强的软件级容错能力。MapReduce 被设计在处理时间内解释数据,所以对非结构化、半结构化的数据处理非常有效。针对MapReduce 并行编程模型的易用性,产生了多种大数据处理高级查询语言,如 Facebook 的Hive、雅虎的 Pig、谷歌的 Sawzall 等。但 MapReduce 作为典型的离线计算框架,无法满足在线实时计算需求。

MapReduce 的简单易用性能使其成为目前大数据处理最为成功、最为广泛接受使用的主流并行处理技术。在开源社区的促进下,Hadoop 系统目前已经发展成为较为成熟的并行计算技术,并且已经发展成为一个包括众多数据处理工具和环境的完整的生态系统。

6.2.2　分布式流处理技术

流式计算是一种高实时性的计算模式,需要对一定时间窗口内应用系统产生新数据完成实时的计算处理,避免造成数据堆积和丢失。在医疗业务应用系统及行业访问日志处理都同时具有高流量的流式数据和大量积累的历史数据,因而,在提供批处理数据模式的同时,系统还需要具备高实时性的流式计算能力。流式计算的一个特点是不同的运算节点常常绑定在不同的服务器上。例如,Twitter 公司的 Storm,Apache 的 Flume 都提供了机制来构建日志数据处理流图[2]。

6.2.3　内存计算处理技术

MapReduce 为大数据处理提供了一个很好的平台。然后,由于 MapReduce 设计之初是为了大数据线下批处理而设计的,随着很多需要高响应性能的大数据查询分析计算问题的出现,MapReduce 其在计算性能上往往难以满足要求。

为了克服 MapReduce 在迭代计算方面的缺陷,业界对其进行了不少改进研究,例如,用内存计算完成高速的大数据处理已经成为大数据计算的一个重要发展趋势。Spark 是一个具有快速和灵活的迭代计算能力的分布式内存计算系统,其采用了基于分布式内存的弹性数据集模型实现快速的迭代计算。

6.3　医疗大数据分析与挖掘技术

大数据时代,医疗卫生领域不同业务不同格式的数据从各个领域涌现出来。大数据往往含有噪声,具有动态异构性,是互相关联和不可信的。尽管含有噪声,大数据往往比小样本数据更具有价值。这是因为从频繁模式和相关性分析得到的一般统计量通常会克服个体的波动,会发现更多可靠的隐藏的模式和知识。

6.3.1　分析挖掘的工具集

大数据的数据挖掘工具集主要由 R 语言体系、机器学习体系和挖掘开发包三个方式组成。

（1）统计分析软件 R　针对传统分析软件扩展性差以及 Hadoop 分析功能薄弱的特点，IBM 公司的研究人员致力于对 R 和 Hadoop 进行深度集成。把计算推向数据并且并行处理，使 Hadoop 获得了强大的深度分析能力。

（2）机器学习和数据挖掘工具 Weka　经过算法的并行化，Weka 以 MapReduce 集群为基础，突破原有的可处理数据量的技术瓶颈，利用并行计算模式大幅提高了工具的计算性能，同时赋予了 MapReduce 技术深度分析的能力。

（3）机器学习和数据挖掘开源程序库 Apache Mahout　Apache Mahout 是基于 Hadoop 平台的大规模数据集上的机器学习和数据挖掘开源程序库，为开发人员提供了丰富的机器学习领域经典算法实现，智能便捷的创建应用程序。

另外，针对频繁模式挖掘、分类和聚类等传统的数据挖掘任务，市场上也出现了相应的大数据解决方案。

6.3.2　分类挖掘算法

目前在医疗数据处理中使用的主要分类算法有决策树、贝叶斯、人工神经网络等。

（1）决策树学习是以实例为基础的归纳学习算法，构造决策树的目的是找出属性和类别间的关系，用它来预测将来未知类别的记录的类别。决策树可以用于临床的疾病辅助诊断，从临床数据库中提取诊断规则，提高诊断正确率。在基因分析中，决策树可以帮助对基因进行功能分类，实现对未知功能分类的基因进行分类预测。在医疗政策制定、公共卫生、慢性病管理等方向，决策树算法都已经被广泛应用。

（2）贝叶斯（Bayes）分类算法是一类利用概率统计知识进行分类的算法，用来预测一个未知类别的样本属于各个类别的可能性，从而发现数据间潜在的关系。贝叶斯算法可以用于手术结果预测、医疗服务质量评价等。在转化医学中，贝叶斯算法被用来筛选生物标记物，从而对人群进行分类，实现个性化医疗和健康管理。在药物和器械研发中，也可以使用贝叶斯算法修正设计方案和预测结果，加速研发过程[3]。

（3）人工神经网络（artificial neural networks, ANN）是一种类似于大脑神经突触连接的结构进行信息处理的数学模型。而神经网络同时需要进行网络学习的训练。当前的神经网络存在收敛速度慢、计算量大、训练时间长、不可解释等技术瓶颈。而在医疗领域，人工神经网络可以用于确定疾病危险因素、研究疾病发生率的变化趋势等。

6.3.3　文本挖掘算法

医疗数据包括各种结构化、非结构化和半结构化的数据。要想对这些海量数据进行有效的处理，必须对非结构化和半结构化的数据进行处理，使其能够被系统快速地识别、应用。

非结构化和半结构化数据现在主要包括医生医嘱、出院小结和各种描述性质的分析报告。针对这些数据,首先需要进行分词,之后再利用医学领域的知识库对分词结果进行概念的识别,最终形成一个机器可读的数据。这个流程中,系统对数据的处理并不是完全自动化的过程。一些不能自动识别的文本将由人工进行识别处理,之后作为一个用户字典规则,加入到系统标准识别过程中。在这个过程中,用到的工具包括:

(1) 文本分词   其实是中文分词问题,指的是将一个汉字序列按照一定的规范切分成一个一个单独的词的过程。而在英文的组织过程中,单词之间以空格作为自然分界符的,而中文只有字、句和段能通过明显的分界符来简单划分界限,唯独词没有一个规范的、通用的分界符。虽然英文也同样存在短语的划分问题,不过在词这一层上,中文比之英文要复杂得多。在分词功能上,很多数据分析工具基本上能满足这一功能。但在领域知识上,由于医疗领域的特殊性,通用的分词引擎往往不能直接满足。因而,在医疗卫生领域,需要结合医疗卫生领域的本体知识库的建模,建立业务词典,提高分词的准确率。

(2) 文本挖掘   是抽取有效、新颖、可用的散布在文本文件中的有价值知识,并利用这些知识更好地组织信息的过程,是信息挖掘技术的一个重要分支。可以利用神经网络等智能算法,结合文字处理技术,分析大量的非结构化文本源,抽取和标记关键字概念、文字间的关系,并按照内容对文档进行分类,获取有用知识和信息。典型的文本挖掘方法包括文本分类,文本聚类,概念、实体挖掘,观点分析,文档摘要和实体关系模型[4]。

(3) 语义分析   在处理文本、识别文本的含义时,并不能只对文本字符进行数据化的处理,还需要"理解"含义。例如,在医疗领域,医生的一些口语化词汇"乙肝""大三阳"等和一些书面化的词汇"乙型肝炎""HBeAg 阳性"虽然字符串完全不同,但表达的意思是相同的。需要对这种文本的语义进行识别,以方便地处理非结构化的数据。进行语义识别的一个常用算法是主题模型。顾名思义,主体模型就是对文字中隐含主题的一种建模方法。主题就是一个概念、一个方面,它表现为一系列相关的词语。很容易看出,传统的主题模型所依赖的主题概念正是本体描述知识库的一部分内容,本体知识库可以让传统的通用语义分析能更好地在医疗卫生领域使用。

6.4   医疗大数据整合

随着医学进步、信息技术、各种研究成果逐步应用,医疗卫生对信息技术的依赖程度将超过电信、银行、航空业。伴随国家医改方案的出台,基于健康档案的区域卫生信息化已成为区域医改的重要目标及实施相关医改政策的重要支撑。近年来,各地政府纷纷投资建设区域医疗信息平台、基层卫生信息系统,各级医院也大量投资升级改造信息化系统来提升服务水平,包括尝试移动医疗和医疗物联网等新兴技术。这些都产生了大量的医疗数据,具体有以下特点。

(1) 渐增的多样医疗数据源 医疗数据的生成和采集已经不再仅局限于医院这个单一环境。它还可以来自体检中心、社区/乡镇卫生院、私人诊所、实验室检验中心、急救中心、家庭,随着物联网相关技术的发展,甚至可以说,个人医疗数据可以采自任何适合的地方。

(2) 医疗数据的高度集中化 区域医疗信息系统(regional health information system, RHIS)将逐步取代现有的基于医院的信息系统。并且,它将更广泛地覆盖一个特定区域内的所有医院、社区、急救中心、体检中心、实验室、检验中心、社会保险机构等。居民个人来自各个数据源的全周期医疗数据将集中保存在统一的区域数据中心中。医疗数据将不再只是某家医院独享的资源,而是与整个区域中的所有医疗机构共享,甚至可以与更上层的大区域级、国家级信息系统进行数据交换。

由于存在大量的异构医疗数据,医疗数据的共享、整合成为迫切需要。第一阶段是以传统的数据交换整合,即基于 EAI/ETL 技术来实现,主要实现在广域网范围内医疗卫生数据采集和交换,实现在区域的整合,形成区域级别的健康档案,主要在数据层面实现整合;第二阶段在此基础上以面向服务的架构(service-oriented architecture, SOA)为中心,从数据整合上升到应用整合和业务协同;第三阶段在前两个阶段的基础上基于 HL7 和 IHE 等国际标准实现开放性和可互操作的信息共享和业务协同。

6.4.1 相关术语标准

医疗大数据共享整合需要在消息交换、医疗术语、代码、共享架构等方面形成标准规范。目前国际主流做法是基于 HL7 和 IHE 等标准。其中,HL7 基于消息的交换实现医疗信息系统或医疗机构之间的信息共享和系统协同,基于文档的交换与整合实现电子病历和健康档案。IHE 定义在医疗信息系统之间信息共享与系统协同的流程规范和数据格式,尤其 IHE ITI(IT 基础设施)规范是 IHE 规范的核心,是实现医疗机构之间信息系统交互操作的关键。

1) HL7

HL7(Health Level 7)是标准化的卫生信息传输协议,是医疗领域不同应用之间电子传输的协议。HL7 汇集了不同厂商用来设计应用软件之间界面的标准格式,它将允许各个医疗机构在异构系统之间,进行数据交互。

HL7 的主要应用领域是 HIS/RIS,目前主要是规范 HIS/RIS 系统及其设备之间的通信,它涉及病房和患者信息管理、化验系统、药房系统、放射系统、收费系统等各个方面。HL7 的宗旨是开发和研制医院数据信息传输协议和标准,规范临床医学和管理信息格式,降低医院信息系统互连的成本,提高医院信息系统之间数据信息共享的程度。

Health Level 7 中的"Level 7"是指 OSI 的七层模型中的最高一层,即第七层。但这并不是说它遵循 OSI 第七层的定义数据元素,它只是用来构成它自己的抽象数据类型和编码规则。它也没有规定规范说明如何支持 OSI 第一到第六层的数据。

HL7 并没有提供一个完全的"即插即用"解决方案,因为在医疗机构的传输环境中有两个重要的影响因素:医疗机构的传输环境中缺乏处理的一致性;产生的结果需要在用户和厂商间进行协商。因此,它提供的是一个可在较大范围内选择数据和处理流程的灵活系统,并尽可能地包括所有已知的程序[触发器(trigger)]和数据[段(segment)和域(field)]要求。

在 HL7 通信协议中,消息(message)是数据交换的基本单位。HL7 的消息是自动生成的,它将 HL7 标准文档自动转化为一个 HL7 规则数据库和部分程序数据结构代码。实现一个通信标准的具体工作是生成数据结构,以及实现一个构造器(builder)和一个解析器(parser)。数据结构表现了标准中各个数据对象的相互关系。构造器将数据结构中的数据转化成能在电子数据交换媒介中传输的数据串。而解析器能够将数据串解析回原来的数据结构。HL7 标准是一个文本结构的文档。首先,利用一些文字处理工具将文档中的各个数据定义抽取成数据结构,再将结构的形式存入预先定义的 HL7 规则数据库。然后,开发一种代码生成器,它根据规则数据库的内容,自动生成某一种计算机语言代码。最后,可将这些代码加入实际应用的程序框架[5]。

HL7 由于具有以下特点,被国际医疗机构认可和逐步广泛使用。

(1) 完整性　对基本的医嘱、财务、检验信息都有了规范的描述,而且做得非常详细,如患者的饮食忌讳、宗教信仰等按照相应的 ISO 标准描述。

(2) 可实现性　选择 OSI 第七层做标准,保证其可实现性。

(3) 兼容和扩展性　包括对中药计量单位的支持。

(4) 安全性　由于 HL7 的开发和兼容性导致安全性很难保障,尽管支持数字签名,但主要还是要靠网络底层协议保证。

2) IHE

IHE(医用信息系统集成)是一项推进整合现代医疗保健机构信息系统的倡议。它的基本目标是确保提供给医疗保健专业人员对患者诊断必需的所有信息是正确、可用的。医疗保健信息管理系统学会(Healthcare Information and management Systems Society, HIMSS)和北美放射学会(Radiological Society of North America, RSNA)是这项倡议的主办单位。为了获得特定的临床应用目标,IHE 在现有消息通信标准的基础上定义了一个技术框架,其中包含了为实现这个框架的一个严格的验证过程。

其中,IHE IT 基础架构技术框架(IHE IT infrastructure technical framework)2.0 版定义了 9 个集成事务图(integration profile),即解决特定 IT 基础架构需求的特定能力。

(1) 显示所需信息获取(retrieve information for display, RID)　提供一种简单快捷的方式来获取必要的患者信息。此事务图支持对已存储文档的读取,包括 CDA、PDF、JPEG 等流行的文档格式。另外,为了临床的需要,此事务图还支持读取某些以患者为中心的关键信息,如过敏信息、当前用药、报告汇总等。

(2) 机构用户验证(enterprise user authentication,EUA) 为每个用户分配唯一的用户名,此用户名可以登录进入企业的所有的设备和应用程序。这样,可以极大地方便医院内部的用户授权、验证和管理工作。在此基础上,可以通过支持单点登录(single sign-on)方式,为用户提供很大的方便。此事务图是在 Kerberos (RFC 1510)标准和 HL7 的 CCOW标准的基础上建立的。

(3) 患者 ID 交叉索引(patient identifier cross-referencing,PIX) 在多个患者 ID 域之间,提供同一个的患者标识的相互索引。一旦这多个系统建立了患者 ID 交叉索引,同一个患者即使在多个信息系统中有不同的 ID,也可能同时从多个系统中获取患者相关的信息。

(4) 患者同步应用(patient synchronized applications,PSA) 用户可以在一台电脑上,同时使用多个独立的应用程序浏览同一个患者的数据信息,减少了用户在多个程序中分别选择此患者的重复操作。此事务图是基于 CCOW 标准的,尤其是 CCOW 中关于"患者"主题的上下文管理部分的内容。

(5) 一致时间(consistent time,CT) 这是一套在多个系统和多台电脑之间保证时间一致的体系结构。IHE 中很多其他事务图都要求多台电脑间保持时间的一致。此事务图提供的方法,使多台电脑的时间差异小于 1 s。

(6) 患者基本信息查询(patient demographics query,PDQ) 多个分布式应用程序可以使用某种特定的查询语法,向一个中心患者信息服务器查询患者信息,查询结果可以直接被应用程序所使用,包括患者的人口学基本信息,也可以包含就诊相关信息。

(7) 审核所需记录与节点验证(audit trail and node authentication,ATNA) 描述了一个基本安全的节点所应具备的特征。① 描述了安全节点所处的安全环境,包括用户标识、授权与验证、访问控制等。以便安全评审者可以判断环境是否满足安全要求。② 定义了基本的安全审核要求。③ 定义了关于节点之间使用 TLS 或类似方法进行通信时的基本的安全要求。④ 描述了在节点和收集审核信息的存储节点之间传输"审核消息"的架构。

(8) 个人白页(personnel white pages,PWP) 访问获取机构内员工的基本信息。

(9) 跨机构文档共享(cross-enterprise document sharing,XDS) 在属于同一个临床相关域内的多个医疗机构之间共享临床记录。此事务图基于 ebXml Registry 标准、SOAP协议、HTTP 协议和 SMTP 标准。此事务图详细描述了如何配置 ebXml 登记处,以此来支持跨机构的文档共享。

3) 其他标准

(1) ICD-10 国际疾病及健康相关问题统计分类[International Statistical Classification of Diseases and Related Health Problems (10th Revision)] ICD 系列的疾病分类与代码标准是由 WHO 组织建立和编写,我国卫生计生委以 ICD-10 为原则,已经出版了国家标准《疾病分类与代码》(GB/T 14396—2001)。

(2) LOINC 临床观测指标及实验室检验项目信息的通用数据编码系统 由美国的专

业行业组织建立并维护。已被美国接纳为国家级行业标准。不断持续更新,公开发布,可免费下载使用,在中国卫生信息学会卫生信息标准专业委员会网站上已提供按名称各要素通过关键字模糊查询来获取观测指标中文名称和代码的功能,国际 LOINC 网站可下载全套数据以及数据库工具。LOINC 系统主要分为实验室 LOINC 和临床 LOINC 两个部分,已被 HL7、IHE 组织接纳作为标准使用。国内已发布的行业标准为《临床检验项目分类与代码》(WS/T 102—1998)。

(3) SNOMED 系统医学命名法　国际系统医学术语全集(Systemized Nomen Cloture of Human and Veterinary Medicine, SNOMED)是美国病理学家学会(College of American Pathologists, CAP)编著出版的当今世界上最庞大的医学术语集。1997 年 10 月出版的 3.4 版共收入 146 217 条词汇。内容包括人体解剖学、生理学、病生理学、组织形态学等基础临床医学;细菌学、病毒学、真菌学、寄生虫学及动物传媒体等病源学;生物化学、药物、生物制品等;物理因素和致病动因等;手术操作、处理、康复医学等;遗传学、性医学、免疫学、肿瘤学、酶学、核医学、化验及人体检查法等;诊断学、治疗学、护理学、医院管理学、医学社会学等;以及其他贯穿于各个专门领域的医学术语。全集还收入多种国际性编码系统和资料,如 ICD - 9 - CM,CPT,ICD - 0,IUB,ILO,AHFS,NANDA,SNOVDO 等,有利于查询参考。国际系统医学术语全集数据库结构支持多种系统间的交叉联系和检索,也是医院信息管理、计算机化病案管理、医学科学研究、医学信息管理等国内外系统联网的基础数据库。主要用于电子病历。

(4) 国际初级医疗分类法(international classification of primary care, ICPC)　由基层医疗卫生问题涉及生物、心理、社会各方面的问题,不仅包含诊断编码,还包含就诊原因、治疗原因和试验结果的代码。

(5) 统一的医学语言系统(unified medical language system, UMLS)　美国国立医学图书馆自 1986 年开始研制统一的医学语言系统(UMLS),其目的在于克服计算机生物医学信息检索中相同的概念具有不同的表达方式,有用的信息分散在不同的数据库系统中。UMLS 是计算机化的情报检索语言集成系统,它不仅是语言翻译、自然语言处理及语言规范化的工具,而且是实现跨数据库检索的词汇转换系统,它可以帮助用户在联结情报源,包括计算机化的病案记录、书目数据库、事实数据库以及专家系统的过程中,对其中的电子式生物医学情报做一体化检索。

6.4.2　居民主索引技术

健康档案是以居民为核心的,每一个居民都需要通过一个唯一的识别号来识别集中管理的居民数据记录。居民主索引(enterprise master person index, EMPI)就是建立居民的唯一识别号,对来自不同的、独立的系统和机构的居民标识实现统一的维护管理,把这些信息映射成统一的标识。通过居民主索引可以检索到所有关于该居民的医疗卫生相关信息。

EMPI 提供居民唯一 ID,同时存储居民基本信息,以及一些外围信息,EMR/EHR 存储居民完整的电子病历信息或者健康档案信息。

EMPI 主要实现功能包括:

(1) 居民主索引　实现居民的区域性唯一标识(ID)(分配、删除、合并等)。

(2) ID 映射管理　基于患者唯一号,实现患者在各医疗卫生服务机构间的 ID,以及其他各种身份 ID 的映射管理和查询;保证多医院/医疗机构之间患者信息(patient profile)的一致性。

(3) 基本信息管理　患者个人基本信息、基本健康信息管理。

(4) 主索引查询　主索引患者信息访问控制,基于患者的基本信息模糊查询。

(5) 主索引数据维护　主索引数据人工维护,如人工合并重复患者主索引等。

(6) 重复信息匹配　自动识别匹配重复患者主索引,自动合并功能。

而对居民身份的唯一标识通过区域医疗居民统一身份标识平台(PIX 平台)来实现,基于 IHE ITI 的 PIX 规范实现。

(1) 居民身份提交　身份提交是实现跨域区域医疗信息共享的基础,通过身份提交,中心端按照一定的规则实现不同医疗机构之间居民身份的自动匹配,并且为居民形成一个在区域内跨接入域的居民唯一身份标识。

(2) 居民身份注册　当医院中有新居民时需要向市数据中心注册,此时医院需将新居民信息传送给 PIX 平台(居民身份唯一标识平台),提交的身份信息一般包括:患者姓名、身份证号、出生地、出生日期、社保卡号、联系电话等。同时 PIX 平台应提供居民身份信息更新服务。

(3) 居民身份匹配　PIX 平台在各家医院对患者身份注册的基础上,按照配置的患者身份匹配规则,实现一个患者在不同医院所使用的身份间的对照关系,为系统建立自动匹配算法,实现居民身份主索引机制。居民就诊类型包括社保卡居民、医保卡居民、自费就诊卡居民等。对于无法按照匹配规则完成匹配的患者身份需要人工干预完成匹配。

(4) 居民身份变更通知　PIX 平台通过建立患者在不同医院的身份关系实现了患者身份的统一。这个统一是通过配置的匹配规则来保证的。患者身份的信息可能会在一家医院进行了更新,这个更新首先通过患者身份注册告知 PIX 平台,PIX 平台将此更新通知给所有相关的医院。

(5) 居民身份检索　IHE 提供的居民身份检索有两种方式,其一是不同域之间的身份检索,其二是居民详细信息检索。居民不同域之间的检索主要是借助 PIX 的机制,能够实现居民身份标识在不同的域之间的切换查询。居民详细信息检索是依据居民姓名、卡类型/卡号、证件类型/证件号检索居民的详细信息,包括居民在不同域内的身份标识、居民的联系人等信息。

6.4.3　数据清洗技术

数据清洗(ETL),是英文 extract-transform-load 的缩写,用来描述将资料从来源端经过抽取(extract)、转换(transform)、装载(load)至目的端的过程。

1) 数据抽取

数据抽取是一种从数据源抽取数据的技术实现。具体包含如下几种实现方式。

(1) 全量抽取 以数据迁移或数据复制的形式完成数据的抽取过程,它将数据源中的表数据或视图数据的从数据库中原样抽取出来,并转换成自己的ETL工具的兼容格式。

(2) 增量抽取 只抽取截至上次抽取时间节点后数据库中的表新增或修改的数据。在数据抽取的应用过程中,增量抽取应用得更为广泛。在增量抽取的过程中如何定位、捕获变化的数据是其技术实现的关键。对捕获方法一般有两点要求:准确性,能够将业务系统中的变化数据按一定的频率准确地捕获到;性能,不能对业务系统造成太大的压力,影响现有业务。

2) 数据转换

在现实的技术应用过程中,从数据源中抽取的数据不一定完全满足目的库的要求,如数据格式的不一致、数据输入错误、数据不完整等,因此有必要对抽取出的数据进行数据转换和再加工。

数据转换过程可以在ETL引擎中执行,也可以在数据抽取过程中利用关系数据库的特性同步进行。ETL引擎中通常以组件化的方式实现数据的转换。常用的数据转换组件包含数据过滤、数据替换、字段映射、数据清洗、数据计算、数据验证、数据加解密、数据合并、数据拆分等。这些组件被包装成可扩展、可插拔的状态,根据需求可以实现组件的自由组装和数据共享。同时,部分ETL工具还能够提供脚本接口,为用户提供一种数据转换和加工行为的接口。

3) 数据装载

ETL的最后步骤是将转换和加工后的数据装载到目的数据库中。装在数据所采用的技术方法由数据操作类型和数据体量来决定。当目的数据库是关系型数据库时,可以通过直接SQL语句进行插入、更新和删除等操作;而当采用批量装载方法时,也可以通过批量装载的方法。其中通过SQL语句进行操作使用更加广泛,因为SQL语句进行了日志记录并且是可恢复的。但是批量超载的方法更加易于使用,且当装入的数据体量较大时,速度更快,效率更高。而在实际的业务使用过程中,两个方式可能会交替进行。

6.4.4 数据质量控制技术

医疗数据是所有上层医疗应用的基础,数据质量的好坏将直接影响到应用层的使用效果。区域医疗数据具有以下的特征。

(1) 业务数据来源多样,原始数据质量参差不齐。区域医疗数据是从多个业务单位的多个业务信息系统中获取相关原始数据,数据源多。而且数据在物理结构和逻辑结构上不统一,甚至同一业务单位的不同业务系统之间也无法做到数据物理结构与逻辑结构的统一。这些原始数据的质量缺陷主要表现在数据的完整性、正确性方面。

（2）业务上没有绝对权威，数据缺少比较基准。由于业务单位、业务信息系统的独立性，造成数据的独立存在，而且在所有的数据集中缺少绝对的业务权威、数据权威，当出现数据不一致的情况时，无法通过与权威的比较来确定数据的有效性，只能是通过人工的核查干预来解决冲突问题。

（3）业务数据缺少统一关键索引，存在严重的身份重叠问题。数据物理结构和逻辑结构的不一致致使所有数据集没有统一的关键索引，对于市民使用身份证、护照、社保卡、医保卡等卡证多次就医的情况无法进行有效的判断、统一，造成市民健康档案的"分裂"；更有甚者由于一些系统外的原因，如身份证重号问题，造成不同市民的健康档案"混合"，这些都会造成健康档案无效。

由于历史和现实的原因，上述问题不仅在过去存在，而且在将来的一段时间内还会作为常态问题持续存在，这是对区域医疗数据质量的严重干扰。需要针对业务数据的获取检验、使用全过程建立起完整的数据质量保障体系，提供覆盖业务单位数据质量分析反馈、数据抽取、数据转换、数据清洗、数据加载、数据使用全生命周期的数据质量控制功能。

图6-2描述了基本的数据质量控制流程，具体如下。

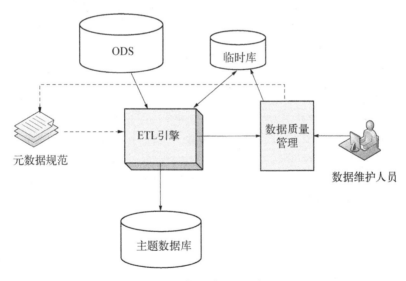

图6-2　数据质量控制流程

（1）由业务系统中获取的数据首先进入ODS（operational data store），ETL引擎根据元数据规范和业务规则对ODS数据进行整合处理，正常数据进入主题数据库，完成整合，异常数据进入数据质量管理系统进行人工干预。

（2）数据质量管理系统对异常数据进行人工干预，通过人工干预可处理的批量数据进入临时库，由ETL根据新的规则进行处理。通用的干预措施形成元数据规范，进入元数据规范标准，无法处理的数据暂存到临时库，通知业务单位处理。

　　医疗数据质量控制需要管理制度保障,技术上可以通过数据质量统计分析、数据质量评估支撑管理手段。

　　(1) 数据质量统计分析　按照时间、部门、异常数据类型等条件对数据库建立过程中记录的日志信息以及系统自动处理的记录信息进行统计分析。如统计一段时间内各类型异常数据的总数、统计一段时间内各部门所提供数据发生异常情况的类型和数量、统计一段时间内系统自动处理的异常情况、按周期对异常发生的情况进行分析、按部门对异常发生的情况进行分析等。

　　(2) 数据质量评估　各数据源提交数据的质量,包括数据提交的关联性、准确性、完整性。准确性是指上传数据符合接口规范要求的程度,以及数据之间钩稽关系的满足程度;完整性用于判断上传数据是否为接口所要求上传的全部数据。另外需要关注数据提交的稳定性、及时性,稳定性用于反映数据上传动作的正常工作状态时间与失效状态时间的比例关系;及时性用于反映数据上传的时效是否满足要求。

◇参◇考◇文◇献◇

[1]　Fox, Brewer. Harvest, Yield, and Scalable Tolerant Systems[D]. [s. n.], 1999.

[2]　Gilbert Seth, Lynch Nancy. Brewer's Conjecture and the Feasibility of Consistent, Available[J]. Partition-Tolerant Web Services, 2002. Seth. Gilbert&Nancy. Lynch.

[3]　Fox, Brewer. Cluster-Based Scalable Network Services[D]. [s. n.], 1997.

[4]　Tan PangNing, Steinbach Michael, Kumar Vipin. 数据挖掘导论[M]. 人民邮电出版社,2010.

[5]　俞汝龙. HL7 组织与 HL7 标准简介[J]. 中国数字医学,2007,2(7).

第7章

医疗大数据应用开发

张敬谊

7.1 面向医疗大数据应用的逻辑参考架构

面向医疗大数据应用的逻辑参考架构(图7-1)主要分为五个层次,分别是医疗大数据管理层、医疗大数据整合层、医疗大数据处理层、医疗大数据应用支撑管理层及医疗大数据应用服务层。

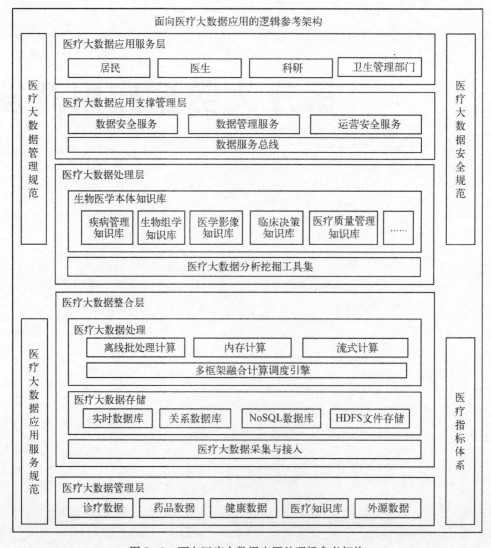

图7-1 面向医疗大数据应用的逻辑参考架构

其中,医疗大数据管理层包括了医疗业务数据、互联网及移动网络数据、物联网数据、多媒体数据等,围绕着"以业务为中心"建设的区域医疗信息平台中存储的大量卫生医疗健康数据,经过抽取、处理、分析,整合形成"以人为中心、以疾病为中心"的医疗健康大数据资源中心。在医疗大数据存储处理层,将研究结构化、非结构化数据的融合存储,对于一些对实效性要求很高的数据,将在内存中加载、存储、计算。基于医疗大数据的量大、复杂、实时性高等特点,将采用更有针对性的分析技术,如流数据挖掘、分布式数据挖掘、文本分析等,并在此基础上,通过对数据和知识的规范表达、基于实体和事件的面向医疗领域和主题的医疗数据知识模型的研究,实现对医疗数据和知识的有效融合,构建医疗领域数据分析模型、应用支撑服务用于支持上层的医疗大数据典型应用。五个主要层次均构建在云平台之上,整个过程贯穿着医疗大数据管理规范、应用服务规范、数据安全规范及标准。

7.2 医疗大数据管理层

7.2.1 医疗大数据资源

医疗大数据资源种类繁多、结构复杂,主要包括:

1) 诊疗数据

诊疗数据主要来源于区域医疗系统、社区医疗系统、医疗机构系统等,包括门诊诊断数据、住院数据、处方数据、检验检查报告等。这类数据通常在总体上呈结构化,但在具体的数据字段,如出院小结、诊断说明等信息还是非结构化的文本。这部分数据量巨大,以一个中等城市上千万人口计算,不计影像数据,三年的业务数据将超过几十太字节,如果考虑影像数据,三年业务数据已达到上百万太字节。

这类信息往往携带有居民的隐私信息,对其共享利用稍有不慎,会引起隐私泄漏。所以对这类数据,可以用混淆算法对数据进行脱敏处理,并结合数据加密服务建立数据的密文索引,以方便访问处理。

2) 药品数据

这部分数据来源于公开的医药监部门,数据通常也是呈总体结构化、局部平面文本的特点,药品数据一旦建立,较少更改,通常需要保存很长时间。

这类数据通常需要针对描述文字进行专业的语义识别,提取更加有代表性的特征文字建立索引。另一方面,需要考虑药品还具有很多口语化的别名,在诊疗数据中所记录的往往是别名而不是药品名,系统需要建立高效的、智能化的识别技术,来处理这种情况。

3) 健康数据

系统会通过数据交换的方式从区域医疗信息平台、医院、卫生部门信息中心、第三方机构等单位获取居民的健康数据。数据源通常是流式的更新数据,并且数据已经高度地结构化,可以直接使用。

由于健康数据是从各个医疗、健康机构汇集而来,对居民的标识方式各不相同,所采集的健康数据需要经过身份识别才能与系统内的诊疗数据等融合起来,形成完整的健康档案。另一方面,由于各机构之间数据结构并不一致,数据平台需要建立统一的元数据模型来管理这些异构数据,处理中需要特别注意对隐私的保护。

4) 医疗知识库

这类数据有两大类,一类是来源于权威数据源的专业公共知识库,另一类是系统通过对医疗大数据分析而建立起来的自有知识库。

医疗知识库的管理和使用都具有严格的限制,它是上层基于医疗大数据分析沉淀后的知识基础,需要提供高效的、快速的访问手段和关联机制。

5) 外源数据

外源数据主要指医疗信息系统之外的,国家卫生标准、药品、环境、气象等数据,均是网上公开资料,可从网上获取,并经相关专家确认后再使用;不能直接从网上获取的,则考虑通过权威机构开放数据服务后获得。

7.2.2 医疗大数据融合处理

多源数据汇集后,还需进行有效的融合处理,才能进行有序组织,构成医疗大数据核心资源。

1) 医疗大数据主数据管理

医疗信息系统各个业务单元之间不可避免地存在资源冗余、描述不一致、数据项不完整等情况。因此,迫切地需要建立集中的主数据管理,以解决如下问题。

(1) 医疗大数据的融合处理需要整体效应,加强各个业务单元的管理信息系统和应用系统之间的连接。

(2) 避免数据来源不一,数据统计和口径不统一,消除"信息孤岛",为利用各种医疗数据进行深层分析和辅助决策提供了一致化的数据基础。

(3) 降低软硬件投资和系统维护的总体成本,大幅提高基础设施的综合利用率,简化管理维护工作(存储备份、容灾切换等),提高系统和数据的安全性。

2) 患者身份交叉索引(PIX)处理

融合医疗健康信息,需要解决不同医疗机构、不同信息系统之间的数据共享和身份识别问题。国际上,由 IHE 组织提出了"cross-enterprise document sharing (XDS)"集成规范。XDS 的基本思想是使用 ebXML Registry 架构存储医疗文档用以共享。而要实现共享,首先就需要解决相同患者在不同信息系统里的患者标识号(patient identifier,PID)如何进行关联的问题。为此,IHE 专门定义了"patient identifier cross-referencing(PIX)"集成规范,XDS 中也推荐使用 PIX 对患者标识号的关联进行管理。PIX 解决了多个患者标识域里患者标识号(PID)如何进行关联的问题,其框架示意图如图 7-2 所示。

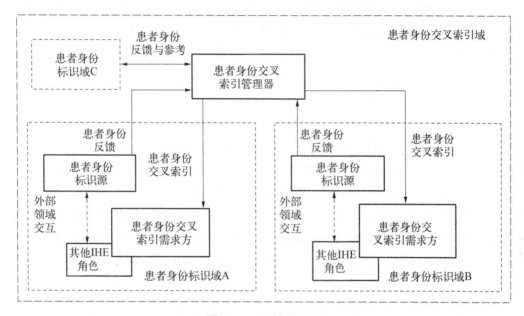

图 7-2 PIX 框架示意

3) 融合诊疗事件形成医疗事件时间序列

时间序列分析直接以事物在不同时刻的状态所形成的数据为研究对象,通过对时间序列数据的特征进行分析和研究,揭示事物的发展变化规律。在做时间序列分析之前,需要将医疗数据首先按照时间序列排列融合起来。时间序列融合通俗说就是按照居民医疗健康数据的产生时间,将数据按照元数据规范整合起来,形成一个覆盖居民全生命周期的完整的医疗健康数据集。

对于时间序列融合,首先要求数据的覆盖范围广,能够覆盖居民全部的医疗和健康行为;另一方面要求数据采集及时,能够快速地获取到数据;最后是对数据的分析融合完整。

7.3 医疗大数据整合层

医疗健康业务中采集的数据包含大量的结构化、半结构化和非结构化数据。模型相关数据包含多种表示方法:向量数据、序列数据、图数据等。目前的大数据服务技术主要针对结构化数据和基于 Key-Value 的文本数据,而对于序列数据、图数据这些类型没有很好的支持技术。因此,在对这些数据的存储管理上将基于 Hbase、HIVE 等数据组织方式,研究 Hadoop 平台上数据管理与访问的技术,主要包括面向多维度聚集查询的数据的分割与分布策略、大规模聚集查询的分布式实施方法、流数据的快速写入与基于(Key,Value)方式的分布式存储与访问方法。

针对不同的数据源、不同的数据格式、不同的数据逻辑关系,医疗健康大数据处理平台提供了实时数据库、关系数据库、NoSQL 数据存储、HDFS 文件存储等多种专用的存储服务和系统,为数据的高效存储和有效管理提供了保障。存储层同时面向这些不同存储方式、不同逻辑结构的数据提供了统一的数据存取和管理工具。

与常见的大数据集不同,医疗大数据在逻辑上、存储上、访问应用上都具有特殊的特点。具体来说,医疗大数据的来源多样:医疗信息通常由区域医疗、社区医疗系统提供,大多的格式化数据,数据每日更新;健康监护数据需要面对海量的并发监护采集数据提交,数据量较小但数量巨大且并发,需要快速的、即时的处理;影像数据的数据量巨大,是典型的非结构化数据,数量相对较少。针对这些不同的数据需要采用不同的处理方法,以提高处理的效率。根据医疗大数据全程连续、动态更新、数据多样化的特点,结合业务系统对医疗大数据离线处理和统计、在线分析等分析要求,构建了多框架融合计算调度引擎,并在其之上分别提供了离线批处理计算、在线实时分析计算、流式计算等多种计算框架的集成调用(图7-3)。

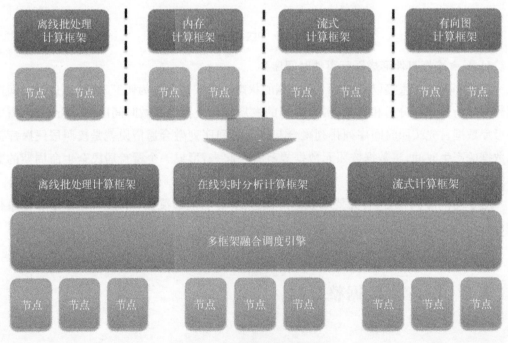

图 7-3 多框架融合管理引擎

多种不同逻辑结构的计算框架需求对医疗大数据处理和管理平台提出了更高的要求,需要考虑到资源利用率、运维成本、数据共享等因素,将所有这些框架都部署到一个公共集群中,让它们共享集群的资源,并对资源进行统一的使用,同时采用某种资源隔离方案对各个任务进行隔离,这就是多框架融合计算调度引擎的根本要求。

多框架融合管理引擎作为一个弹性计算平台,它的目标已经不再局限于支持某一种具体计算框架,而是朝着对多种框架进行统一管理的方向发展。相比于"一种计算框架一个集群的模式",共享集群的模式有资源利用率高、运维成本低、数据共享等多种好处。

多框架融合管理引擎通过对集群资源的统一管理,将 CPU、内存通过虚拟化手段形成资源池,所有计算框架对资源的需求都需要通过向多框架融合管理引擎申请而获得。所有被不同用户申请的资源都是逻辑隔离的,避免了一个任务出错而导致的整个平台不可用。另一方面,所有被申请的资源都会受到多框架融合管理引擎的监管,当出现资源失效或者负载过高时,多框架融合管理引擎可以对资源进行动态的分配和调整,以提高资源的利用效率。使得多个计算框架可以并行地运行在同一平台之上,从而实现了不同类型的任务,如离线批处理、实施分析任务等同时运行。

1) 离线批处理计算方式(MapReduce)

对于用于大规模数据集(大于 1 TB)的并行运算,可采用离线批处理计算框架。MapReduce 是离线批处理计算框架的典型代表。它具有两个典型的环节:Map(映射)和Reduce(化简),对应为两个具体的函数。Map 函数用来把一组键值对映射成一组新的键值对,后续将分发到分布式的处理节点中进行处理,Reduce 函数则用来保证所有映射的键值对中的每一个共享相同的键组,实现多节点处理结果的整合。通过 Map、Reduce 操作,可以提供对医疗和健康数据的离线批处理分析服务。

2) 在线实时分析计算框架(Spark)

对于一些需要快速实时分析的业务操作,如分析当前医疗资源的工作量负载、分析当前发生的某疾病特征等操作,需要快速地对最新的业务数据进行分析处理。在线实时分析计算框架采用了内存分布数据集分析技术,结合平台提供的实时数据库,提供了交互式查询服务。

在线实时分析计算框架是为集群计算中的特定类型的工作负载而设计,它引进了内存集群计算的概念,可在内存集群计算中将数据集缓存在内存中,以缩短访问延迟。

在线实时分析计算框架引进了名为弹性分布式数据集(resilient distributed datasets,RDD)的抽象。RDD 是分布在一组节点中的只读对象集合。这些集合是弹性的,如果数据集一部分丢失,则可以对它们进行重建。重建部分数据集的过程依赖于容错机制,该机制可以维护"血统"(即允许基于数据衍生过程重建部分数据集的信息)。

3) 流式计算框架(Storm)

从数据源特征角度来看,流式计算框架与 MapReduce 明显不同的是,流式计算框架的数据源是动态的,即收到一条便处理一条,面对不断更新的医疗大数据,流式计算框架可以快速、高效地处理相关数据。

流式计算框架体现了以下这些特点:

(1) 可扩展性 当一个集群的处理能力不够用的时候,只要往里面再追加一些新的节点,计算有能力迁移到这些新的节点来满足需要。可扩展性的关键点,即计算所需要的各种状态都是自满足的,不存在对特定节点强依赖,这样,计算就可以很容易地在节点间迁移,整个系统计算能力不够用的时候,加入新的节点就可以了。流式计算框架的计算模型本身是扩展友好的,可以很容易地分布在多个节点上。

(2) 计算的可靠性 分布式计算涉及多节点/进程之间的通信和依赖,正确地维护所有参与者的状态和依赖关系,是一个最为关键的问题。流式计算框架提供了一整套机制,确保消息会被完整处理。

7.4　医疗大数据处理层

在医疗大数据分析层,将着重解决两个层面的分析工作。一是面向医疗大数据分析的分析挖掘,将传统的通用数据挖掘工具进行优化改造及并行化实现,在医疗领域本体的支持下,为医疗大数据应用服务提供专用的分析模型库。二是对医疗大数据挖掘利用的基础上,辅以领域知识构建技术,建立生物医学本体知识库模型。

1) 面向医疗大数据的分析挖掘

(1) 探索采用特异群组挖掘、热点识别模型、多标记分类、直推式分类、效用序列模式挖掘、相关性分析、时序演变分析、比例失调分析、诊疗方案聚类分析、疾病相似度匹配、面向气候变化疾病负担评估、文本挖掘和通用医学统计分析算法分析医疗大数据,在不牺牲挖掘效率和挖掘质量的情况下通过分布式计算(Hadoop Mapreduce)等技术手段,从算法并行优化的角度提高计算效率。

(2) 研究布隆过滤器(Bloom filter)、哈希(Hashing)等技术解决算法优化同时可能出现的数据维度灾难问题,实现数据的快速查找和比对,降低计算内存消耗。

(3) 由于医学辅助诊断不是普通的数据分析,而是关系到患者安危的重要诊断,需要考虑误诊的代价,挖掘结果评估是重要的,但也是困难的。因此需要研究采用最小描述长度(minimum description length, MDL)原则,主动学习(active learning)等策略在内的自适应挖掘结果评估算法,建立结果评估的算法。

(4) 针对重大疾病"疾病症候群"和"药物治疗反应群"人群样本的基因组数据分析方法开展流程整合和联合分布式数据计算技术的研究,发展和优化多层次全基因组关联分析(genome-wide association study, GWAS)、e-QTL 技术、分子作用网络的随机游走模型、电流回路模型等分析方法,通过算法整合,并行优化和分布式计算优化数据分析能力。建立识别疾病易感基因、筛选原因性基因、重构和模拟基因调控途径、疾病分型的关键技术,揭示疾病发生发展过程和决定药物临床实效的关键分子生物学事件。

(5) 研究大数据挖掘和分析方法的集成创新,实现大数据分析理论框架和技术体系的技术突破,形成基于 Galaxy、Garuda 等高并发计算技术和基于数据可视化技术,建立面向健康、医疗和生物医学的可线性扩展、高可用的数据离线批处理、在线实时分析计算、流数据计算分析处理平台,并针对实际临床业务和健康需求的工作流应用示范。

2) 生物医学本体知识库模型

(1) 研究构建生物学和临床医学融合的生物医学本体知识库,使之成为能与临床电子病历应用集成的多本体融合模型。这一本体知识库不仅包括来自临床医学病种、疾病治疗、药物的知识本体模型,同时还将通过(GO,SNOMED,UMLS,PO,SO)的映射技术,与公共生物学知识本体建立关联规则,支撑临床数据挖掘和主题知识库的建立。

(2) 以疾病为中心,依据单病种国际疾病防治指南、国家疾病防治指南、国家疾病标准的疾病模型建立疾病治疗疗效评估和健康风险评估规则,以医疗大数据中的诊疗信息和健康信息为基础针对临床常见疾病,获取门诊及住院患者疾病诊断、人口学资料、临床检验指标、靶器官损伤、并存的临床疾患、疾病转归情况等数据,通过应用基于知识共享的工程化管理方法对临床指南、临床路径、疾病、药品等本体模型的内容、结构与功能进行研究,对医疗健康相关语义知识进行抽取,构成单元属性元素,建立元素之间的关联关系,并进行规范化的表达,形成临床本体知识库模型。

(3) 采集并整合公共的生物学本体,形成相应的本体模型,研究本体匹配、集成和关联规则技术,形成整合生物学和临床医学的本体知识规则库架构和服务系统,探索建立知识支持应用系统的接口规范,构建面向诊疗和医疗管理服务的生物医学本体体系,通过融合临床诊疗数据、生物组学数据、基础文献数据为医疗大数据服务提供支持。

7.5 医疗大数据应用支撑层

医疗大数据应用支撑管理层包括了以下几部分功能支撑。

(1) 医疗大数据服务总线 为大数据分析服务提供服务查询、服务注册、服务调用、回调服务监听支撑。

(2) 医疗大数据数据安全服务 为分析服务提供动态数据多敏、数据加密、数据访问审核审批、业务日志审计等服务支撑。

(3) 医疗大数据数据管理服务 为通用分析服务提供数据的访问控制、数据资源目录管理、元数据管理、大数据分析任务的托管运行服务以及托管运行任务的查看和访问服务支撑。

(4) 运营管理服务系统 对大数据应用支撑平台上运行的分析服务提供公共服务资源发现、查找、调用、回调的支撑,并提供对分析服务运行状态的监管监控功能。

7.6　医疗大数据应用层

通过医疗领域大数据的整合和深度分析利用,针对居民、医生、科研和卫生管理机构,开展健康预警与宣教、临床决策支持、疾病模式分析、规范性用药评价、药品不良反应、患者疾病经济负担分析等医疗健康大数据分析应用服务。

面向居民提供基于大数据的居民健康指导服务系统,为居民的慢性病干预、改善生活习惯提供个性化健康保健指导,促进居民健康自我管理;面向医生提供基于大数据的临床决策系统,提高医生诊疗水平,减少医疗差错;面向科研人员提供基于大数据的科学研究模式和队列人群,提高研究效率与效果;面向卫生管理机构提供基于大数据的管理决策支持系统,在疾病监测、慢病管理、质量监管等方面的卫生管理水平。

第8章

临床大数据应用

朱立峰

临床原意为"医生为患者诊断和治疗疾病",而诊治必"临"病床,故名。临床医学(clinical medicine)是在基础医学的基础上发展起来的具有更广泛内涵和外延的学科,其内容涵盖了医疗过程中所涉及的所有信息,因而产生的数据也是医疗卫生体系中数据量最大、数据最集中、数据类型最丰富的。当下,如何利用海量的临床数据进行有效分析挖掘,以提高医者临床诊疗效率,从而惠及更多的患者是值得探讨的问题。

本章从临床大数据定义和特点起笔,列举了大数据临床决策支持、自我治疗、临床患者行为管理 3 个方面的应用实例,并配以各领域前景展望,希望能起到抛砖引玉的作用,为后来者所借鉴。

8.1 临床大数据综述

根据麦肯锡估计,仅在美国,若使用大数据技术,至少每年将减少 165 亿美元的国家医疗健康开支,这里做一综述。

8.1.1 定义

临床医学是根据基础医学的基础,研究疾病的病因、诊断、治疗和预后的一种医学应用。因而,临床数据的定义是在临床医学中获得的所有数据的集合。

医院作为临床医学的主要应用主体,是产生临床数据的主要机构。医院信息化的发展也使大规模获取临床数据成为可能。我国医院信息化建设经历了 20 余年的发展,已从当初的以财务结算为中心构建医院信息系统,转为现今以临床为中心建立临床信息系统。医生工作站、护理工作站、实验室管理系统、医学影像传输与存储系统、病理管理系统、手术麻醉管理系统、重症监护系统、心电电生理管理系统等信息化应用在医院中逐步建立和推广[1]。通常,一家拥有医学影像信息系统的三级甲等医院年新增数据量超过 1 TB。由此可见,大量的临床数据正逐步积累起来。

同时,从 2006 年起,区域医疗信息共享网络建设已成为医院信息化发展的另一热点。上海、广东、浙江等在区域诊疗信息共享等领域进行了有益的探索,形成了多个区域医疗数据中心,已形成了一定的示范效应。这也为在区域内利用多个医疗机构的临床数据进行大数据分析提供了基础。

8.1.2　特点

临床大数据涵盖了医疗的全部过程,主要有患者个人信息、医患行为信息、临床医学检验检查信息、电子病史信息、手术信息等。这些临床数据由于其特殊性,存在着不同于其他应用领域数据的诸多特点。

1) 初始性

临床数据具有初始性,表现为数据是通过与患者的各种类型直接接触而获得的。这种接触包括直观的检查、问诊交流等方式,也包括借助医疗仪器、设备、试剂等进行的采集、分析和计量等。医护人员通过这些手段,获得患者第一手的数据,而不是被加工和被整理后的信息。因此,临床数据是其他医疗应用的原始数据源。

2) 多样性

临床数据是从医学成像检查设备、实验室检测设备以及医生与患者的交流中获得的,所以具有多种不同的形式和结构。最常见的包括:超声、CT、MRI、DSA 等医疗成像设备中获取的医学影像;实验室试剂分析、动态血压仪等得到的数值型检测结果;心电图仪、肌电图仪、脑电图仪等产生的信号数据;病理切片镜下观测、细菌培养观测等得到的文字描述数据;其他如患者的身份记录、症状描述等文字描述信息;以及用于教学的动画、语音和视频信息等。这些数据中除了适合计算机处理的传统结构化数据,也存在着大量自然文本、影像等半结构化、非结构化数据。同时,由于上述临床数据的数字化发展时间较短,导致同一类型数据的表达格式差异较大。如医学影像数据,除目前使用最广泛的符合 DICOM 标准的数据外,还包括了原先的 JPG、BMP 格式数据。

3) 时序性

临床检测获得的波形、影像、结果都是时间的函数。患者的诊疗记录、病史记录和诊断等也反映临床治疗中某个时间点的状况,具有明确的时间相关性。同时,临床数据随着患者疾病的发展变化而改变,因此临床数据体现了很强的时序性。而患者的身份记录等静态数据,虽然不带有时序性,但都是对患者在某一时刻医疗活动的记录。

4) 不完整性

由于临床医疗在时间、技术和成本上的局限,使临床数据库不可能对任何一种疾病信息都能全面地反映。因此对每个病例,其临床数据都是有限的。这体现了临床信息的不完全性。同时,医护人员对临床数据的表达和记录本身就具有不确定和模糊性的特点,这种疾病描述的主观不确切,也促成了临床数据的不完整性。

5) 冗余性

临床诊疗会因对个体病例多次治疗、多途径检查而产生大量相同的或部分相同的信息。这些临床数据存储在临床数据库中,便形成了冗余。虽然这些信息可以对特定病例起到相互印证的作用,但其也可能给医护人员造成数据选择上的问题。

6) 隐私性

临床数据不可避免地涉及患者的一些隐私信息。当这些隐私信息使患者在日常生活中遭遇到不可预料的侵扰时，就产生了隐私性问题。隐私性还将带来安全性和机密性问题。当未被授权的个人或机构设法取得这些隐私信息时，就产生了安全性问题，而当拥有隐私信息的研究人员与未经授权的个人或机构共享这些患者信息时，则暴露出了机密性问题。因此，临床数据的利用者在进行科学研究时，有义务和职责去保护患者的隐私，并且确保这些临床数据的安全性和机密性。

7) 主索引性

临床数据一般以患者为主线，将患者在医疗机构中的历次就诊时间、就诊原因、针对性的医疗服务活动以及所记录的相关信息有机地关联起来，并对所记录的海量信息进行科学分类和抽象描述，使之系统化、条理化和结构化。在实际的医院系统中，临床数据来源于不同的临床应用信息系统，通过患者主索引（master patient identifiers，MPI），使各个临床应用系统中的数据能以患者为主线加以组织。目前，将社保卡和健康卡合并作为唯一标识是建立患者主索引的常用方法。

综上所述，临床数据构成医疗卫生领域最原始、最核心的数据源。其初始性为区域医疗、公共卫生服务提供了基础性数据，使之发展起自身的大数据应用。其多样性使现已开展的大数据应用涉及广泛，包括了临床诊断、治疗和评估等。与此同时，基于临床数据的各个专项数据子集也派生出不同的专项大数据应用，如药学服务应用、中医药服务应用等。

8.2　临床大数据应用案例

8.2.1　临床决策支持

临床医学由于其复杂性，需要医生有长期的知识积累和临床实践。也正由于其复杂性，使每个医生个体在提出诊断和治疗方案中，存在一定的局限。建立临床决策支持系统，可以在医生诊疗过程中将更多的经过验证的临床实践和研究结论提供给他，帮助医生做出更加合理的判断。一般，临床决策支持系统由知识库、推理机和用户反馈模块组成。其中知识库包括已知的临床知识和规则，也包括从临床数据中通过机器学习获得的知识。这两方面知识的积累，依靠大数据技术都将取得快速发展。

目前，主要临床知识和规则的获得已从经验医学转而来自循证医学。循证医学思想的核心就是要以临床研究依据为基础进行医疗决策。循证医学的临床研究目前公认的是采用大样本随机对照试验方法（randomized controlled trail，RCT）加 Meta 分析结果来证明治疗方法的有效性和安全性。

大样本随机对照试验的实质是通过随机采样,在一定的样本量下针对特定影响因素进行分析,以获得支撑研究结论的证据。但由于受技术和经费的限制,RCT方法所采用的样本量有一定的局限,在样本采集阶段容易受到人为因素的干扰;同时RCT方法一般只对特定的影响因素进行分析,容易忽视或掩盖其他相关因素对结果的影响。因此,循证医学又在向转化医学演进。而转化医学的一大武器就是利用大数据技术。在大数据时代,已经可以通过多中心临床研究对大样本临床资源进行发掘、收集和整理,大数据技术使人们拥有了大样本进行分析的能力。同时,在大数据时代,可以将与样本有关的其他数据进行整合分析,这些数据可以覆盖样本从产生到消亡的全过程。对大样本以及其相关数据的完整分析,可以帮助避免RCT方法应用中产生的问题,可以帮助找到原先未能发现的与疾病相关的其他因素,也可以帮助发现更合理的诊断依据和治疗方案。

例如,高血压是最常见的慢性病,也是心脑血管病最主要的危险因素。脑卒中、心肌梗死、心力衰竭及慢性肾脏病等是其主要并发症,不仅致残、致死率高,而且严重消耗医疗和社会资源,给家庭和国家造成沉重负担。现在通过医疗机构和疾病预防控制机构掌握的高血压患病人群血压数据、服药治疗数据、心脑血管事件发生数据和死亡数据,进行整合分析,可以更精确地评估不同类药物治疗方案对高血压患者最终导致心脑血管事件的发生率。由此形成的知识库,借助临床决策支持系统可以为广大的基层医生提供高血压治疗的支持。

而在美国,医疗保险公司Wellpoint也已经开始通过运用IBM的Watson系统[2],帮助医生来针对患者的病情进行诊断,目前已服务7 000万人。Watson系统在设计之初,只是用来进行分诊的辅助。而如今,通过建立和完善临床知识库,Watson已经可以依据与疗效相关的临床、病理及基因等特征,为医生提出临床治疗建议。在癌症治疗领域,目前需要一个月或更长时间才能制定出针对性的药物治疗方案,未来利用Watson的认知计算技术可以将周期缩短至1 d,极大提高癌症患者的治愈率。基于大数据技术,机器的诊疗准确率甚至可能超过人类历史上最有名的医生。

Watson在医疗、医药行业可以帮助肿瘤中心做几个复杂癌症疾病的诊断和数据分析;还能够帮助分析疾病风险,保证理赔过程的合规性、合理性,防止滥用和欺诈,保证保险公司基金的安全;医疗机构也可以利用Watson规范医疗费用。

8.2.2 自我治疗

由于大数据技术不但可以在医疗机构和科研机构中得以应用,还可以通过辅以互联网技术改变患者"被治疗"的传统,使患者的"自我治疗"成为一种可行的选择。

患者"自我治疗"可以避开当前临床大数据应用中遇到的几个困境。首先,临床大数据应用中往往遇到的是海量的数据未被真正数字化,或是以纸质形式存在,或是以图像、文本形式存在。对这些数据的数字化处理往往耗时巨大。而患者为"自我治疗"更愿意提供其与疾病相关的所有数据,并且愿意将其数字化,这些数据的准确度也非常高。其次,由于患者对隐私的顾虑和不同医疗机构内部政策的限制,实际要获取完整汇集的临床数据非常困难。借助互联网,引导患者自我提供数据将快速突破这一障碍。

PatientsLikeMe[3]就是一个慢性病患者专属的社交网络,至今网站用户已超过 20 万。2007 年 12 月被美国《财富》评为 15 家即将改变世界的公司之一。在 PatientsLikeMe 上,患者可以自愿上传并共享自身病情和医疗记录。基于后台大数据处理技术,患者可以测量自己疾病的治疗进展,参考同症状病患的用药情况来决定自己的用药方案。通过患者授权,研究人员也可以获得匿名化的医疗数据进行临床科研,以加速临床实验的进程。

房地产经理戴维·诺尔斯(David Knowles),患有多发性硬化症十年。他有在网上搜寻治疗其疾病新方法的习惯,也曾经参加过几个患者社区组织。当他发现 PatientsLikeMe 网站后,就立刻找到有 850 人描述了与他相同的症状,并关注到一种名为那他珠单抗(tysabri)的药物对其症状具有的效果。同时,诺尔斯在 PatientsLikeMe 上找到数百名服用那他珠单抗患者的资料,对这种药物的副作用(如影响大脑、焦虑、疲劳等)进行了评估。他确定,对他来说,风险超过了回报。于是,他带着这种疗法去找了神经病学家讨论。"我认为我现在掌控了自己的医疗护理。"他说。

PatientsLikeMe 打破了传统的医患关系,为医疗诊治带来了一种全新的思路,尤其对于慢性疾病的追踪治疗,它将会成为新药研制的一项有力工具。

基于此,PatientsLikeMe 网站也形成了自己的盈利模式:在经得用户授权的情况下,将用户的信息卖给制药商。制药商通过这些庞大的、翔实的用户信息记录,可以研究各种药品对不同患者的作用机制,获得研发新药品的充足信息。

8.2.3　临床患者行为管理

临床大数据应用的一大特征在于整合与临床治疗相关的各方面数据进行专业化处理。这些数据既包括诸如环境因素数据(如气候、土壤、水文等监测数据),生物因素数据(如微生物、细菌、病毒等监测数据),经济社会因素(如经济收入、营养条件、人口迁移、城镇化、教育就业等因素数据),医疗卫生服务数据,也包括个人行为和情绪因素数据。对临床患者挖掘其症状特点、行为习惯和喜好等,找到更符合其特点或症状的药品和临床服务,并针对性地调整和优化将显著提升临床治疗的效果。

美国快捷药方公司(Express Scripts, Inc)是一家北美最大的药方福利管理公司[4],服务数以万计的客户。公司每年能从一亿多客户手中收到近 15 亿个处方,并对每个处方中有价值的数据信息进行分析。

快捷药方投资建设了 IBM 元数据管理软件,用以记录客户通过邮购、互联网、电话或在零售药店购买药物的一切行为。快捷药方还引进了一种名为 Screen Rx 的预测分析模型用于减少慢性病(糖尿病或高血脂)患者不遵从医生处方的问题,以扩展分析预测能力。

Screen Rx 预测分析模型包含了 400 多项内容,如患者位置、家庭状况和患者所服用药物的种类等。利用这个模型,快捷药方能够迅速发现并采取积极措施对患者加大用药剂量的行为进行评估和干预。据快捷药方透露,每年由于患者不遵从处方买药就医,就花费了 3 170 多亿美元,这成了美国成本最高的医疗保健问题。例如,不遵从处方而加大胆固醇药物的剂量可能会促使一些患者心脏病发作,为此患者将花更多的钱用在心脏病的治疗上。基于评估结果,快捷药方还建立了有效的干预方式。包括及时提醒患者用药,或者将患者移交给患者援助计划,帮助他支付医药费,抑或将患者转交给临床药师,以便向患者普及由于用药量过大引起副作用的相关知识。

◇ **参** ◇ **考** ◇ **文** ◇ **献** ◇

[1] 中国医院协会信息管理专业委员会. 2012—2013 年度中国医院信息化状况调查报告[R/OL]. 2013,7[2014 - 10 - 09]. http://www. chima. org. cn/index. php? m = content&c = index&a = lists&catid=10

[2] 黄远,王心馨. 大数据下一站:智慧医疗[OL]. [2014 - 10 - 09]. http://www. yicai. com/news/2014/02/3479965. html

[3] 周锦昌,孟昭莉. 大数据,大而恒久才是美[J]. 德勤(中国)研究报告,2013,4.

[4] 王旋. 大数据的三个成功实践[OL]. [2014 - 10 - 09]. http://www. thebigdata. cn/YingYongAnLi/6342. html

第9章

药学大数据应用

孙华君

药学不仅是发现新的化合物,研究药物特征,更是研究临床药物治疗规律的学科,与医学永远是密不可分的一个整体。药物治疗是医疗的重要手段,也是药物及药学研究的终极目标。因此,药学数据与医学数据相互交融。数据本身并没有学科之分,只是分析数据的角度不同,使之产生了差别。

药学随着医学的发展而发展,迄今医药卫生领域的信息技术应用发展,业已经历了医疗机构或医药商业机构内局域计算机信息网络建设完善、区域医疗机构跨机构或者医疗机构与商业机构跨领域计算机信息网络建设完善两个阶段,已经有多个地区和健康机构开拓了智慧医疗、个体化医疗探索。随之而来的数据分析进入一个新的阶段,原来一个机构内部结构单一、容量可控的医药数据分析,为多来源、多结构、容量无限的大数据分析所取代。临床用药分析、临床数据对比、临床决策支持研究的变化,必然会对上游药品研发带来革命性影响。大数据的一个重要特征是大量混合结构的数据,当然这些数据必须是同质的[1],源自同一信息对象群体,这是大数据分析的前提。需要强调的,医疗活动中的原始巨量数据不能称为信息,只有加工分析之后,才能成为信息,才能为临床活动所利用。数据是信息之源,信息是数据的灵魂。

本章简要介绍医学活动中所涉及的药学大数据源及其特点、常用分析研究方法与当前实践应用案例,力图向读者展现药学大数据研究是如何充分利用现有或者正在产生的数据,通过分析加工,获得新的信息,为临床治疗、临床研究、新药研究提供参考,使读者对大数据环境下药学学科的思路变革以及应用实践有一定了解。

9.1　药学数据资源

9.1.1　药学数据源

如同医学基础研究是源于临床、最终应用于临床一样,药学基础研究也是源于临床、最终应用于临床。药学数据只有与临床数据结合,才能体现出其信息目标价值。从化合物合成到药剂学研究,不论药理学研究,还是临床研究,其目标一直是临床应用。药学数据也只有与临床应用数据结合,才能体现出其信息目标价值。当然,某个阶段与范围内,药学数据还是有其独特规律的。药学科学活动,若以药物为线索,则可以简单地分为临床前研究阶段、临床研究阶段、临床应用阶段三个阶段或者领域。相应地,药学数据也可以分这三个阶段进行相应介绍。然而,现实中这三个阶段的实施主体以及数据记录却难以如此泾渭分明。

1) 药学综合信息数据源

作为药学综合信息数据源的期刊文献载体,是一个各阶段、各亚学科、各专业领域文献数据的集成,是一个重要药学数据源。其中,除常用的中外文综合数据库外,还有各专业协会全文期刊自建库,以及 MICROMEDEX Drug Information、Primal Picture、EBSCO MEDLINE 等外文数据库可以提供全文信息,但碍于信息化进程,外文医药学文献以近五十年的期刊文献为主,中文的医药学文献则以近三十年的期刊文献为主。

相对而言,中文期刊的全文数据库建设起步相对较晚,历史文献有所缺失。但是,不论国内期刊全文数据库,还是国外期刊摘要数据库,这些数据库建立过程中均存在文献数据源重复问题,但是又各有收载编辑特色,有的侧重临床信息,有的侧重基础研究信息,这为大学等科研院所图书馆的采购、读者使用增加了困难。不仅增加了购置费用,跨库、跨平台检索平添了操作不便,更因为不同数据库采用不同的分类方法标准、不同的主题词汇,容易产生信息检索不全面等问题[2-5]。

2) 药物临床前研究阶段常用数据源

药物临床前研究阶段的主要内容有化学合成、药物分析研究、药效学和毒理学研究以及药剂学的研究。当前还更多地涉及基因序列的靶向识别。每个领域都有比较成熟的相应数据库,例如有机合成方法数据库(ChemKey Search Database)、化学反应保护基团数据库(Protecting Groups)、化学动力学数据库(Chemical Kinetics Database)。更后期阶段的研究数据库也已经投入到研究实践中,譬如化合物结构与生物效应关系数据库、高通量筛选数据库等均取得长足进步。然而,这些数据库均由不同机构建立,各自独立成为体系,而且当前许多这样的数据广泛分布于研究机构,或者具有专有权的研发公司筛选数据库中,难以直接使用。

著名的制药公司、药品研发巨头葛兰素史克(GlaxoSmithKline)公司于 2010 年 5 月向全世界开放其疟疾全细胞筛选数据库(Whole-Cell Malaria Screening Data),该库包括 200 万个化合物,其中超过 13 500 个化合物具有抑制疟原虫活性的全部测试数据。与既往医药公司将进一步测试,寻找可以上市专利新药研发思路不同的是,这次公司选择了开放该数据库,共享研究数据[6]。有专业人员对该数据库的数据质量包括化合物分子结构及性质,按主要医药公司研发过程中采用的安全模型的测试结果进行了评估,发现该数据库具有极高的科研价值,认为其必将推动抗疟新药的研发进程[7]。

单一数据库往往难以获得全面信息,通过整合多个的化合物化学构效关系(structure-activity relationship, SAR)数据库,可以构建新药研发的新平台,打破单一数据库难以获得全面信息的壁垒。譬如有研究整合了几个大型的化合物构效关系数据库,探索化合物化学结构与生物靶标之间的整体关系。利用大量药物化学构效关系数据库描绘了一个迄今为止最为完整的构效关系图[8]。揭示了化合物化学结构与生物靶标之间的整体关系。整合后的数据库包括约 480 万个化合物以及基于 3 000 蛋白质靶标的 60 万个化合物的构效数据(如 IC_{50} 等),初步鉴定了由人体基因组编码的 529 个蛋白质,发现了至少有 1 个结合亲和力小于 100 nmol/L 的化合物可以满足口服药物吸收的 Lipinski 五要素法则(the Lipinski rule-of-five)。结果提示,该方法可以解决化合物多靶标作用问题,促进作用广泛药物设计研究策略的发展,同时随着预测性模型的应用,有望大幅提高新药研发过程中的成功率。

3) 药物临床试验阶段常用数据源

虽然自新药审批要求进行药物临床试验工作以来,就启动了临床试验注册工作,但是药物临床研究数据的保管保存历来比较分散,直到临床试验注册数据库的建立与开放,情况才大为改观。这些数据库中,影响力比较大的当属美国临床试验信息网(http://www.clinicaltrials.gov)。这是美国国立卫生研究院(the National Institutes of Health)所属国立图书馆(the National Library of Medicine)根据《食品药品管理现代化法案 1997》(*the Food and Drug Administration Modernization Act of 1997*)建立的临床试验数据库,于 2000 年开始运行,向医疗科研人员和机构提供临床试验注册服务。同时,可供患者及其家庭成员、医疗专业人员、研究者和社会大众方便地查询有关临床试验的诸多数据与信息。网站中数据由临床试验的申办方或主要研究者负责更新维护。

临床试验信息网中每一条临床试验记录除了包含临床研究项目概要之外,还包括研究的疾病种类、干预措施(如药品或器械、研究过程等)、研究方法设计、志愿者入选标准、参与的医疗机构及其联系方式;已经完成的临床试验记录还包括研究对象的信息,如开始参与人数、完成试验的人数以及人群性别年龄等特征,研究结果、研究过程中发现的不良事件总结,同时还包括诸如发表的论文的链接等。临床试验信息网是免费使用的,可以查询、浏览网站数据库中所有临床试验研究进行情况,了解临床试验研究的设计与实施情况,还可以利用注册的临床研究数据进行综合统计分析。

欧洲临床试验数据库(https://eudract.ema.europa.eu)向公众开放了 2004 年 5 月之后在欧盟进行的所有临床试验研究的相关数据。国际制药企业联合会临床试验网(http://clinicaltrials.ifpma.org)中为已建好的临床试验数据库新增加了一个儿童临床试验研究搜索工具,通过该工具可以获得进行中或已经完成的专为儿童开发或被儿科采用的新药的研究信息。

虽然,诸多临床试验信息网及数据库建立后,国际医学期刊编辑委员会(International Committee of Medical Journal Editors)要求前瞻性临床试验研究只有在开始进行之前在规定的网站上注册后,该临床试验研究形成的论文稿件才能在这些知名国际性医学期刊上发表。但是,有研究表明[9],已登记的临床试验完成后,公布其实验数据的不足一半;而另一方面,注册试验数据发表在专业期刊中又不足一半。单纯依赖公开发表的文献数据与信息进行药品有效性、安全性评估,最后结论难免会失之偏颇。

4) 药物临床治疗常用数据源

"基于临床问题,获取评价证据,解决具体患者问题"的循证医学方法形成于 20 世纪 80

年代早期。其研究与实践重点是将证据评价结果用于具体患者的治疗。因而,循证医学数据是药物临床治疗证据主要来源之一。譬如,临床证据数据库、Cochrane 协作网(http://www.cochrane.org)等。其中,临床证据数据库(http://www.clinicalevidence.org)提供了相对成熟的临床疾病治疗的整合证据;专科临床信息资源如循证儿科和循证儿童健康(Evidence Based Pediatrics and Child Health)提供了专门数据资源及方便的检索查阅途径。Cochrane 系统评价资料库(The Cochrane Database of Systematic Reviews)、疗效评价文摘库(The Database of Abstracts of Review of Effectiveness)等提供了评价分析后的临床数据,方便了临床医务工作者的直接获取。一些诸如 Ovid 数据库提供商还整合了常用医药学信息系统,操作便捷,提高了临床医务工作者数据与信息利用效率。

药物治疗过程的直接数据更多地以医嘱、病历形式存储于各个医疗机构的医院信息系统中诸多数据库中,这些数据是临床实践的真实记录,可以直接反映临床实践的真实情况,单一医院信息系统内数据完整性、可利用性得到保证。但是当前各个医疗机构采用了不同的信息系统,应用比较广泛的有"金卫工程""军卫工程",其系统流程设计和数据格式存在明显差异,兼容性差,造成不同医疗机构之间不能进行信息交换,造成网络的割裂和医疗信息孤岛。上海申康医院发展中心主导的"医联工程"着眼于区域医疗信息共享及协同服务,通过建设数据交换平台,实现了医院之间信息互通,实现了医院间大规模临床信息数据实时共享以及动态更新、高效存储检索等目标[10,11]。医联工程数据中心的建立可以提供区域跨医疗机构医疗数据信息的共享,将为区域医药临床实践与研究提供更详尽的数据支持。

基于法律规定与隐私保护考虑,门诊处方记录、住院医嘱记录数据难以在相对开放的互联网数据库中采集与存储。目前可以获取与分析的药学网络数据中比较成熟的有各个网站的药品营销数据。这些数据的挖掘可以反映出药品消费者的某些特征,甚至疾病诸如感冒等流行特征。然而,当前中国管理部门许可的网络经营药品的部门有限,绝大部分药品必须通过医院药房获取,公众也习惯于在医院就医取药,网络数据尚难以反映完整的医疗行为信息。

9.1.2　药学数据特征

药学数据不仅包括有关药物本身的描述如化学结构、活泼基团、酸碱性、溶解性能、结晶性能、合成流程、生产工艺等数据,也包括药物制剂即药品描述如剂型、辅料、稳定剂等数据,更包括药物作用机制、体内药动学参数、药效学参数、适应证、用法用量、不良反应、相互作用、注意事项等影响临床安全使用的数据,以及特殊患者、病情对药品作用的影响数据。

1) 数据范围的不确定性

药物是具有调节机体作用的物质,脱离临床,药物则难以存在。因此,药学数据难以脱离临床数据而独立存在。而且,数据本身没有学科之分,譬如肾脏功能检查值属于临床数据,若用于分析其值波动与用药关系,则属于药学数据了。所以需要围绕分析目标,确定分析指标,从而确定数据范围。

2) 对数据完整的依赖性

数据是为信息传递而存在的,脱离主体的数据也是没有意义的。例如,"100"或者"100 mg"这组数据没有意义,歧义太多,而"100 mg 阿司匹林"方具有初步意义,这是可供预防心血管疾病口服的一次治疗剂量。又如,"58456 - 86 - 3"作为一串数字,难以体现任何信息,而加以前缀说明后,"CAS Number:58456 - 86 - 3"作为一个整体,就特指化学文摘注册号关联的那个化合物——头孢拉定(cefradine),其制剂是一种临床常用的抗生素药品。当然,该整体数据还得需要药学专业人员解读。因此,数据完整性对数据挖掘非常关键。

3) 数据的多义性

异于计算机系统等就可以直接获取或对其原始记录进行处理的单义数据,譬如药品名称、规格和剂量以及患者年龄、心率、体温、血压值、白细胞计数等。多义数据表达的内涵具有一定的模糊性、容易变异,需要进行一定的分析,受使用者影响大,其蕴涵的信息不一定准确反映初始记录者的意图。例如"锥体外系反应"是一个症状群的描述,是许多药品容易引起的不良反应。但是,药品说明书中可能出现这个词汇,也可能仅列出锥体外系反应的临床主要症状与表现,而不一定出现"锥体外系反应"这一词汇。而且,这些表述词汇会并列出现,但是描述的是同一内容,而非并列两个或多个。即使同一内容的词汇表述方式也是多样的,例如"乳酸脱氢酶增加",还有"LDH 升高"、"乳酸脱氢酶升高"等表述方法;"白细胞减少",有"白细胞降低"、"白细胞下降"等表述。世界卫生组织药品不良反应监测中心建议的术语表中许多术语及其编码也存在交叉现象,如术语表中有"肝酶升高"的术语,也同时有"谷丙转氨酶升高"(丙氨酸氨基转移酶升高)的表述。这两个表述是包含关系。这些都是现实存在的问题,增加了该类数据处理的难度。

由于历史原因及信息系统稳定性、完整性考虑,各类软件及信息系统往往画地为牢,互不兼容。这些格式与标准各异的数据,虽然形成了数据海洋,但是不能做到所需共享,出现"数据过载"与"信息匮乏"并存的局面,难以为临床医生、药师充分利用,无法发挥医疗数据在提高药物治疗水平方面的有效作用。近年发展起来的元数据(metadata)思想提供了对资源数据的结构化的描述,规定了数字化信息的组织,是数据与信息规范化、标准化的基础,为解决上述矛盾提供了一个解决方案。2009 年卫生部(现卫生计生委)发布《卫生信息数据元标准化规则》,标志着全国范围内卫生信息数据标准统一的开始,推进了医药卫生信息化管理的标准化进程。

9.1.3　药学数据常用分析方法和应用方向

现代医疗活动中产生了大量数据与信息,并存储于医疗数据库中。包括磁共振成像

(MRI)技术的影像,心电图(ECG)信号,临床数据如血糖、血压、胆固醇测定值等,当然也包括医生的诊断过程描述与处置意见等。这些复杂数据超出传统方法处理和分析的能力。医药学数据挖掘可以发现有效处置措施或者最佳治疗实践,为疾病诊断与治疗提供科学决策支持,同时可以提高医院信息管理水平,推进电子医疗、社区医疗的发展。临床医学数据挖掘的目标可以是建立合适的模型方法,利用患者某些信息来进行预测,同时支持临床决策的制定。大数据分析可以为医院、诊所等机构以及医生、药师、患者等提供全新的数据与信息支持服务。

在医药学科中,最为常用的数据挖掘的分析方法有:关联分析,如用药与适应证或者不良反应之间的关系分析;序列分析,如迟发性罕见药品不良反应的发现挖掘;聚类分析,如药品某种治疗作用的发现与挖掘分析。

从医药行业产业链角度分析,大数据挖掘的应用方向主要有:

(1)药品临床应用分析　通过分析评估并规范化大量临床数据,可以发现疾病治疗与药品应用某些趋势、不规则异常信号,进而探索药品开发需求与推广上市影响因素。

(2)产品分析　通过临床同类药品品种应用及疗效评估数据对比分析,可以评估某药品购买倾向与治疗效果,以便针对不同危险因素的患者群开发特定的药品或其他医疗产品。

(3)市场营销分析　通过药品消耗数据结合临床疾病流行病学数据分析,可以发现利润最优产品、市场最佳配置途径等,发现处方更新度、药品寿命周期等特征。

(4)消费者行为分析　通过药品治疗对象数据特征的分析,可以帮助发现更多的目标消费者特征,综合药品消耗与消费者群体信息,可以发现消费者购买某药品或者医生处方中选择某药品倾向性的因素。

(5)业务与财务分析　分析某区域内药物治疗记录数据特征,可以有针对性地根据市场规模调整销售策略,确定最大消费者(如医疗机构或者政府部门)并给予价格优惠,可以获得双赢的成效。

(6)供应链分析　通过分析药品或其他产品在整个流通过程中的时间分布,可以改善产品供应计划,基于历史数据和患者行为分析提高供应效率,防止库存积压,也会避免零售端及制药企业的库存中断[12]。

但是,医疗活动中的原始巨量数据不能称为信息,只有加工分析之后,才能成为信息,才能为临床活动所利用。数据是信息之源,信息是数据的灵魂。信息的获得是基于对事实、数据等的分析加工,而加工分析过程,必然需要专业知识、专业技能。信息挖掘与分析必须围绕目标、基于专业知识,虽然必定受制于当前专业认知局限,但这是人类知识积累和科学发展的必然过程。

当前医药活动产生的各种数据的积累过程,尤其当前随着计算机技术的普及,传统数据获得技术得到极大改善,随之而来的大数据迅速发展。医疗大数据的研究目标之一就是充分利用现有或者正在产生的数据,通过分析加工,获得新的信息,为临床治疗、为临床研究提供参考,药学大数据研究也不例外。

9.2　药学大数据应用实例

9.2.1　新药研发中的实践

　　传统新药发现过程是逐一测试、验证化合物的生物活性的过程。这种方法在今后的一段时期内仍将是药物发现的金标准，但是这个过程中巨大的人力、物力的消耗已经成为新药研究进程中不可忽视的障碍。近年来，高通量筛选借助计算机辅助分析，虽说提高了一定的工作效率，但是思路还是传统的，没有充分利用现有的数据信息。而数据挖掘技术结合计算机辅助设计思路可以减轻传统的工作量，弥补了之前的不足，可真正提高新药探索命中率。

　　数据挖掘技术有助于发现具有相似药理作用的化合物。因为根据化学结构与药物疗效关系理论，具有相似作用的化合物的空间结构特征表现具有一定的共性。其分析结果可以用于已知化合物作用的优化以及帮助设计具有期望作用的化合物。而通过聚类分析具有相同化学性质的分子归类到一个集合中，每发现一个新的化合物，根据其分子结构特征与其他已知分子比较并归类分组，可以帮助研究者发现新化合物中发挥药理作用的分子基团，还可以测量该分子对特定疾病的化学活性大小，并且确定发挥作用的基团。这种方法在综合大量分子数据基础上，有望开发出一种基本没有药品不良反应的超级化合物分子——仅具有所期望作用的结构，其他方面作用很弱。

　　2001 年知识发现与数据挖掘杯(KDD Cup 2001)竞赛内容之一是寻找与凝血酶靶点结合的有机分子结构。参赛者需要在大约 1 900 余种有机化合物、每一个化合物分子有超过13 万种属性参数(数据挖掘中称为维度)的 500 MB 的数据基础上，进行预测分析。这是一个具有挑战性的工作，不仅是因为其中分子属性参数数量的巨大，也是因为只有 42 个(2.2%)化合物具有生物活性。在参加的 136 个竞赛团队中的 114 个团队研究目标为凝血酶靶点结合分子的挖掘发现，只有 10%的队伍准确率超过 60%，其中加拿大帝国商业银行的工作者采用贝叶斯网络(Bayesian networks)算法，获得的准确率最高，接近 70%[13]。

9.2.2　药学文献挖掘

　　医药学研究的进行与发展，时刻都有大量新发现、新问题、新技术，发表的文献呈几何级数增加。例如，医药学主要综合文献数据库 MEDLINE 目前已有超过 1 900 万篇生命科学文献，每天还以近 4 000 篇的速度增加[14]。显然，任何一个医药科技工作者都没有足够的时间来掌握本学科内发表的全部文献，更无法获悉学科外研究进展。随着学科划分越来越细,所谓"知识分裂"现象愈加明显。但是跨学科研究却又非常迫切,不同学科之间的联系被专业内部大量的信息所掩盖,如何排除学科间的交流藩篱是亟待解决的问题。

目前公认的综合文献挖掘研究的开创性工作是由美国芝加哥大学(University of Chicago)的 Swanson 进行的[15,16],他提出将两类非直接相关的文献结合分析,会发现一些隐含的互补联系(complementary public relations),即 ABC 关联分板模型:如果一个文献集合报道了关键词 A 和关键词 B 之间的一个关系,另一个文献集合报道了关键词 B 和关键词 C 之间的一个关系,但是从没有文献报道过关键词 A 和关键词 C 之间可能存在的关系,这两个文献集合为互补文献,如图 9-1 所示。

该研究着眼于单个词汇出现频率的统计,即在筛选待分析的词汇时,超过一定出现频率的词则纳入进一步的分析。频率较低的词汇说明在研究中的偶然性比较大,可以不予考虑。其过程是从 A 和 C 出发,寻找共同的中间词 B。当然需要验证开放式研究发现的一些关系是否有实际的生物学意义。采用这个方法,他们产生了几个假设,譬如其中"鱼油可能对雷诺病有效",几年后这个假设得到临床验证[17]。

此后,很多科技工作者对 Swanson 的文献关联研究思路进行了实践和发展,采用了改进的词频统计方法,并开发了不同的软件工具进行隐含关联的挖掘。美国爱荷华大学(University of Iowa)研究者的研究工作基于文献数据库的主题词及对主题的描述词汇(从与主题相关的文

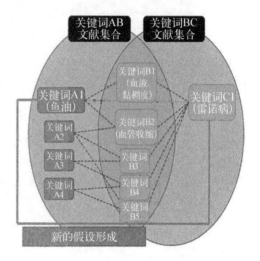

图 9-1　文献挖掘分析 ABC 关联分析模型[16]

献集合中提取出一组词汇,用这些词汇来描述所要研究的主题)。同时,给所选用的每个词赋予一定的权重,权值的大小代表了这个词汇在描述研究主题的过程中贡献的大小。同时,采用一体化医学语言系统(unified medical language system, UMLS)中的语义类型,作为词汇筛选的一个手段。首先,在 PubMed 中用医学主题词检索某个主题 A(通常是某种疾病或者某种化学物质,可以是自由词),得到一个文献集合,从中选取若干可以用于描述主题 A 的词汇,赋予一定的权重。按照预先选定的与主题 A 相关的语义类型,将这些词汇投入到不同的语义类型之下。按权值的高低对这些词汇排序,选择排名靠前的数个词汇作为主题 A 的描述,得到主题 B 的一个词汇集合。对 B 中的每个词,重复上述过程,得到主题 C 相应的文献集合。通过这种研究方法,发现了姜黄素(curcumin)可能对视网膜疾病(retinal diseases)、克罗恩病(Crohn's disease)和脊髓功能异常(disorders related to the spinal cord)有效[18]。

美国印第安纳大学(Indiana University)的研究者改进了 Swanson 的研究,可以同时发现 MEDLINE 中存在的直接的关系和可能存在的新关系。通过可视化工具 TransMiner 描

述相互关系,图像中的每个结点代表一个主题,两个结点之间的边即为这两个主题之间的关系,图像中的虚线表明两个主题之间可能存在潜在关联;直线则表明主题之间的关系是已知的。利用此工具从5 000多篇 MEDLINE 文献中发现了56个乳腺癌相关基因信号(图9-2)。仅从用户感兴趣的所有主题中选取了6个词(stress, magnesium, migraine, platelet, depression and calcium)就成功地验证了 Swanson 发现的镁和偏头痛之间的关系[19]。

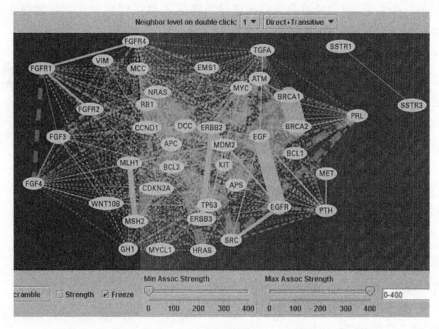

图9-2 基于5 000多篇 MEDLINE 文献发现的56个乳腺癌相关基因信号之间关系①

荷兰格罗宁根大学(Groningen University)的工作者开发了自然语言处理(natural language processing)知识发现系统[20],研究过程中使用了 UMLS 超级词表中的概念、语义类型和 Metamap 软件(将文献中的词汇转换成 UMLS 的超级词表中对应的概念)。使用 UMLS 中的语义类型作为词汇筛选的条件,只有对应到研究者感兴趣的某些语义类型中的词才会进一步地分析。因此,该系统的词汇分析单元也被设定为 UMLS 超级词表中的概念,其目的是为了能够识别复合词或词组表达的概念,比如血压(blood pressure)。利用该发现系统成功重复了 Swanson 发现鱼油和雷诺病之间关系的研究外,将药物名称作为主要的目标词汇,回顾性地研究了用于治疗良性前列腺增生的药物非那雄胺相关文献,发现该药物不良反应之一是促使毛发生长。

近二十几年间,类似的文献传递关联分析(transitive text mining)取得了很大的进展。

---

① 图中线段表示了文献数据库中真实存在的关联、潜在的关联。[引自 Narayanasamy V, Mukhopadhyay S, Palakal M, Potter DA. TransMiner: mining transitive associations among biological objects from text. J Biomed Sci, 2004, 11(6):864-73.]

随着全文数据库的建立和完善,文本分析将不再只局限于标题或文摘,或者主题词或关键词等,也需要对以往的研究方法加以改进和拓展;由于自然语言的复杂性,挖掘方法中都或多或少地有人为参与,人的主观性或者专业素养很大程度地影响分析结果及信息的正确性。

9.2.3 药品不良反应监测

虽然自发呈报药品不良反应是目前世界各国通行的做法,也是药品不良反应监测的主要方法,但不是所有的药品不良反应都可以通过这个方法发现,尤其多年后才发生的迟发反应。试验数据大数据分析可以发现那些仅在规模较小的患者群中发生的药物安全信号,进而提升临床用药安全性监测效率。

美国马萨诸塞州心脏病预防中心(Preventive Cardiology Center)的工作者利用美国食品药品监督管理局数据库中 1997 年 11 月～2004 年 4 月数据,分析了羟甲基戊二酰辅酶 A(HMG CoA)还原酶抑制药(辛伐他汀或阿伐他汀)合用降血糖药(磺酰脲类、二甲双胍、噻唑烷二酮类、胰岛素、阿卡波糖)的不良反应发生情况[21]。其中,服用辛伐他汀期间有过药品不良事件报告的共有 728 位患者,1 868 位患者服用阿托伐他汀期间有不良反应报告。药品不良反应主要考察肝脏、肌肉、胰腺及骨髓等器官或系统的毒性。经统计发现,辛伐他汀728 例药品不良反应报告中有 11% 同时合用了降血糖药,阿托伐他汀 1 868 例药品不良反应的报告中有 13% 的同时合用了降血糖药,两组间没有差异。但是进一步对降血糖药种类分层分析发现,服用阿托伐他汀同时服用噻唑烷二酮类降糖药不良反应报告人数几乎是服用辛伐他汀的 4 倍。合用其他降糖药,服用阿托伐他汀、辛伐他汀组的不良反应发生率没有差异。进一步分析发现,阿托伐他汀合用噻唑烷二酮类降糖药发生不良反应后需要住院率为 76%,而辛伐他汀合用噻唑烷二酮类降糖药发生不良反应后住院的为 17%($P<0.001$)。分析结果提示,阿托伐他汀合用曲格列酮不良反应发生率增加,最常见的毒性表现是肝脏毒性。

一项针对容易引起 QT 间期延长的抗菌药物的挖掘分析研究,发现了部分高危类别抗菌药物[22]。鉴于部分抗菌药物容易引起 QT 间期延长,并可能导致潜在的危及生命的心律失常(如尖端扭转型室性心动过速),部分抗菌药物(如格雷沙星和司帕沙星)因此而退市。为深入了解其他抗菌药物的潜在心律失常作用,评估潜在的风险,研究者首先通过文献数据挖掘,检索 MEDLINE 中关于抗菌药物引起 QT 间期延长的文献报道,结合药品监督管理机构发布的相关警告信息,然后基于获取的证据,按引起 QT 间期延长的临床相关性证据强度将抗菌药物危险证据等级分为 5 级(从 A 级"任意证据"到 E 级"尖端扭转型室性心动过速临床报道或者管理机构发布 QT 间期延长警告信息"),结果提示,共有 21 种抗菌药物有引起 QT 延长的风险;其中 6 种氟喹诺酮类和 3 种大环内酯类抗菌药物属于危险证据强度最高级 E 级。利用欧洲抗菌药物消耗监测项目(European Surveillance of Antibacterial

Consumption）提供的 14 个欧洲国家 1998～2005 年长达 8 年的抗菌药物消耗数据 DID（即每 1 000 居民每日消耗的约定日剂量数），挖掘并分析不同国家高危险级别抗菌药物的人群暴露情况，发现北欧洲国家如瑞典，其 DID 值 1998 年为 1.3，2005 年为 1.2，而意大利同期分别为 4.1、6.5，作者建议增加对 E 级抗菌药物的密切监测，以策用药安全。

药品不良反应文本挖掘技术的应用受到广泛重视[23]，发展迅速，尤其自然语言处理技术对住院病历处理的进步，可以发现更多的药品不良反应。当然，对于电子医疗记录内容的充分利用，还需要更深入的研究。

9.2.4　临床药事大数据分析

临床用药记录等大数据分析可以提供诸如患者人群特征、疾病流行特征、处方医生特征、区域用药特征、疾病流行特征等信息。

另外，比较相同疾病或者病症不同药物治疗方案下患者的治疗结果，可以发现某个治疗措施最优或者具有最佳成本效益；通过比较发病因素、症状、疗程等数据，可以建立反映治疗有效性的分析方法。沿着这个思路，美国联合医疗保健集团（United HealthCare）分析了机构内的医疗数据，开发了临床应用系统，该系统可给出医生实践行为模式，并与其他医生及常规进行比较挖掘最优治疗措施[24]。绿十字保险公司（Blue Cross）利用挖掘技术成果，分析了急诊和住院申请数据、用药记录、医生诊察记录发现隐性哮喘，适时提醒医生采取适当干预措施，改善疾病管理，提高效益、降低支出。

1999 年，佛罗里达医院（Florida Hospital）启动了临床最佳实践活动，发起了在所有住院、门诊机构中建立临床诊疗标准路径活动，在日常医疗活动中应用数据挖掘技术提高临床实践效果[25]。

台湾云林科技大学的工作者通过分析用药记录、生化检验数据并挖掘病案记录中潜在信息，发现病情变化迹象，及时提醒医生[26]。该团队以就诊某医院长期接受药物治疗的慢性心血管疾病患者为研究对象，从临床客观数据描述病情趋势以及治疗有效性评估。该研究以自组织映射神经网络（self-organizing map, SOM，或称无监督式神经网络）和粗集理论（rough set theory, RST，或称约略集合理论）的联合应用为基础建立模型，如对某教学医院医学数据库中病例的检验结果、治疗药物和给药频率数据进行挖掘。数据集包含患者生日、性别、生化检验值（高、低密度脂蛋白，三酰甘油，血糖，糖化血红蛋白）、药物以及给药频率，有效地检测出研究期间病情发生变化的患者，及时提醒医生重新评估患者健康状况，制订治疗方案。在交叉对比试验中，系统自动提醒的准确率约 98%。

◇ 参 ◇ 考 ◇ 文 ◇ 献 ◇

［1］ 李建中,刘显敏. 大数据的一个重要方面:数据可用性［J］.计算机研究与发展,2013,50(6):1147-1162.

［2］ 陈益君,周敏.图书馆常用数据库的本质及其评价方法探讨［J］.大学图书馆学报,2013,(6):67-69.

［3］ 孙华君,张明华,胡晋红,等.常用中文期刊数据库药学文献比较与检索结果自动处理［J］.中国药房,2006,17(17):1351-1353.

［4］ 孙华君,胡晋红,沈爱军,等.常用国外文摘数据库对医院药学信息贡献性的初步研究［J］.药学服务与研究,2002,2(z1):307-310.

［5］ 刘森.国内文献数据库发展问题及对策研究［J］.科技与出版,2012,(12):83-85.

［6］ Guth RA. Glaxo tries a linux approach:drug maker shares its research data online in test of open-source principles［J］. THE WALL STREET JOURNAL,2010-5-26.

［7］ Ekins S, Williams AJ. When pharmaceutical companies publish large datasets:an abundance of riches or fool's gold［J］. DRUG DISCOVERY TODAY,2010,15(19):812-815.

［8］ Paolini G V, Shapland R H, Hoorn W P, et al. Global mapping of pharmacological space［J］. Nature Biotechnology, 2006, (24):805-815.

［9］ Mathieu S, Boutron I, Moher D, et al. Comparison of registered and published primary outcomes in randomized controlled trials［J］. JAMA, 2009, 302(9):977-984.

［10］ 于广军."十二五"上海区域医疗信息化规划［J］.中国数字医学,2011,6(1):15.

［11］ 高解春,于广军,谢桦,等.上海市健康信息网建设思路与基本框架［J］.中华医院管理杂志,2011,27(7):516-519.

［12］ Ranjan J. Data mining in pharma sector:benefits［J］. Int J Health Care Qual Assur, 2009, 22(1):82-92.

［13］ http://www.ddw-online.com/fall-2001/p148598 data mining in the pharmaceutical industry. html

［14］ http://www.nlm.nih.gov/pubs/factsheets/medline.html

［15］ Swanson D R. Migraine and magnesium:eleven neglected connections［J］. Perspect Biol Med, 1988, 31(4):526-557.

［16］ Swanson D R. Medical literature as a potential source of new knowledge［J］. Bull Med Libr Assoc, 1990, 78(1):29-37.

［17］ Di Giacomo R A, Kremer J M, Shah D M. Fish-oil dietary supplementation in patients with Raynaud's phenomenon:a double-blind, controlled, prospective study［J］. Am J Med, 1989, 86(2):158-164.

［18］ Srinivasan P, Libbus B. Mining MEDLINE for implicit links between dietary substances and diseases［J］. Bioinformatics, 2004, 20(Sl):i290-296.

［19］ Narayanasamy V, Mukhopadhyay S, Palakal M, Potter D A. TransMiner:mining transitive associations among biological objects from text［J］. J Biomed Sci, 2004, 11(6):864-873.

［20］ Weeber M, Klein H, Aronson A R, et al. Text-based discovery in biomedicine:he architecture of the DAD-system [J]. Proc AMIA Symp, 2000: 903 - 907.

[21] Alsheikh-Ali A A, Abourjaily H M, Karas R H. Risk of adverse events with concomitant use of atorvastatin or simvastatin and glucose-lowering drugs (thiazolidinediones, metformin, sulfonylurea, insulin, and acarbose) [J]. Am J Cardiol, 2002, 89(11): 1308 - 1310.

[22] Raschi E, Poluzzi E, Zuliani C, et al. Exposure to antibacterial agents with QT liability in 14 European countries: trends over an 8-year period [J]. Br J Clin Pharmacol, 2009, 67(1): 88 - 98.

[23] Warrer P, Hansen E H, Juhl-Jensen L, et al. Using text-mining techniques in electronic patient records to identify ADRs from medicine use [J]. Br J Clin Pharmacol, 2012, 73(5): 674 - 684.

[24] Grimshaw H. Digging for gold. Data mining yields better health outcomes and profits for practice professionals who seek improvements to care delivery [J]. MGMA Connex, 2013, 13(10): 28 - 32.

[25] Gillespie G. There's gold in them thar' databases [J]. Health Data Manag, 2000, 8(11): 40 - 44; 46; 48 - 52.

[26] Chou H C, Cheng C H, Chang J R. Extracting drug utilization knowledge using self-organizing map and rough set theory [J]. Expert Systems with Applications, 2007, 33(2): 499 - 508.

第10章

中医大数据应用

史　晓

本章从中医在现代医学主导的不足出发,具体阐述中医数据资源问题,包括中医典籍、诊断数据和医案数据,并举了 2 个现有的中医大数据应用实例,用以说明中医的大数据契机。

10.1　中医的大数据契机

在以往,传统的思辨、规范或实证等研究方法,始终无法证明以"经脉流注"为依据的中国传统医学的科学性,近百年来已先后遭遇 5 次存废之争。

现在,大数据技术也许能从数据角度为中医说话,例如,将中药材药性、产地和制作方法等数据与中药处方数据连接起来,设计新的异常检测或特异挖掘算法找到"十八反"等配伍禁忌,都是比较有价值的研究方法。

10.1.1　中医在现代医学主导下的不足

中医学(traditional Chinese medicine,TCM)是中国的传统医学,具有几千年的历史,是人文科学及自然科学中的多种学科的融合体,其理论模式是在古典自然哲学"整体观和辨证论治"的基础上发展起来的,在科学迅速发展的今天仍被世人所瞩目,并不是因为其具有先进的科学理论,恰恰相反,中医学因其古老而深奥的哲学思想而备受世人瞩目。然而,在科学技术日新月异的今天,传统医学的科学性越来越受到人们的质疑。这是由于中医的个性化诊疗,以个体为研究对象,缺少科学普适性造成的。

中国中医科学院首席研究员刘保延指出,中医药学能够发展 2 000 多年长盛不衰,是因为有确实的疗效。大家对于中医的怀疑关键在于中医疗效证据缺少科学数据的支撑。如果能够把中医药学所有的诊疗过程数据化,把中医诊疗的结果数据化,把中医与患者的沟通过程数据化,中医就真正成为以大数据支撑的令人信服的学科了。

10.1.2　中医诊疗体系的大数据探索

中医现代化的科学内涵是一个很广泛的概念,指在保持中医自身主体、特色和优势的基础上,建立系统完整的科学方法体系,将整个中医学从理论到实践都纳入现代科学整体发展轨道,并运用现代科学方法对中医学理论进行合理解构和重建,通过多学科向中医学的渗透,形成新兴的综合性学科,依靠现代科技的不断发展,来促进中医学向更趋系统化、客观化、科学化、国际化方向发展。中医现代化是一个持续发展的实践过程,要求以现代科学思想为指导,以中医学为研究对象,结合中医学固有的理论体系,全方位、多学科地吸取一切现代科学的理论、方法和技术作为自身的养料,使其学术理论和临证实践具备现代科学的特征。其最终目标绝非实现中西医全面结合,中西医结合只能成为推动中医现代化进程的一股巨大力量,西医学只是实现这一过程可借鉴和可吸收的学科,其不可能取代中医学。

2 000多年前,张仲景并没有像现代医学研究那样进行这么多的实验,但是他写出了《伤寒论》。他在序言中说自己是"勤求古训、博采众方"。其实他就是把大家已经积累的经验数据化了,在里面抽取了有关中医防治伤寒病的方法。《伤寒论》至今还在应用,它对整个中医学界的影响是不可估量的。

大数据时代的到来,引起人们思维的变革是多方面的,最主要有三个方面:一是从随机小样本向全样本转变,二是从精确性向混杂性转变,三是从因果关系向相关关系转变。也就是说,在小数据时代简单范式下,人们往往会将各种复杂事物简单化、静止化,通过精确的抽样小样本,追求因果关系,回答"为什么"。在大数据时代复杂范式下,人们借助各种信息手段,往往会在复杂事物的过程中,通过混杂的全样本信息,首先探求相关关系,用大数据来回答"是什么"。而且往往依据"是什么"就可以帮助解决非常多的临床和生活问题。如大家熟悉的来自2 000多年前《伤寒论》中的"白虎汤""麻杏石甘汤"等古代经典名方,临床使用只要方证对应,相关关系明确,常常可以救治危重大病。尽管到目前为止,研究其物质基础的不少,但其复杂关系中的"因果关系"却始终没能阐明,然而这丝毫不影响其临床的使用。大数据时代思维变革,将会使人们从追求因果关系的渴求当中解脱出来,开始寻找复杂数据中的相关关系,用新的视角来看待世界、看待工作、看待生活。

10.2　中医数据资源

10.2.1　中医典籍

中医古籍是中华民族几千年来防病治病宝贵经验的结晶,是中华民族的优秀文化遗产。中医药古籍文献中所收载的理法方药、养生保健知识取之不尽、用之不竭,具有极高的实用价值。以数字化手段对中医古籍进行处理,既可以使中医古籍的原图原貌永久保存,又可以通过数据库和网络广泛利用,避免阅读原书对古籍造成的损伤。文献数字化的实现把中医古文献自然文本的信息资源集合成虚拟的数字文献信息资源,形成有限的信息空间,实现真正意义的信息共享。从而解决了长期以来中医学科研、临床工作中,资料的收集、分类、加工、检索、统计和推理等皓首穷经的原则和研究方法。

以往的研究方式,已不能适应现代社会人们对信息获取的要求,古籍文献学习、利用难,已成为影响中医发展的一个制约因素,所以必须借助当代信息与计算机科学技术来解决此问题。因此,中医古籍数字化是中医古籍保护和利用的理想方式。目前,我国基本上实现了综合性古籍、专题古籍、单本专籍的数字化以及图书馆馆藏古籍资源的数字化。综上所述,在中医数字化诊断技术的逐步完善发展及中医古籍数字化研究成绩显著的基础上,中医医疗事业定将取得长足发展。

10.2.2　诊断数据——四诊仪

中医数字化诊断技术是以中医理论为依据,将传统的望、闻、切、问四诊,运用现代科技手段加以延伸、提高,并以数据形式表达,强调客观地评价人体健康状态和病变本质,并对所患病、证给出概括性判断的一种技术方法。中医诊断疾病的基本原理包括了司外揣内、见微知著、以常衡变三大部分,其强调了整体审察、诊法合参和病证结合的基本原则。

以整体观为核心的中医学,在长期的临床实践中逐渐形成了其独特的诊疗体系。四诊合参是中医诊断疾病的重要原则之一。患者有明显症状但西医化验指标无异常的临床现象并不少见,西医常称之为"某某综合征"而无特别有效的治疗方法。而有经验的中医通过望、闻、问、切四诊全面收集患者信息,达到以表知里,继而在中医学理论指导下对患者进行辨证分型,完全可以给予一个肯定的病证诊断,采取针对性治疗。但这种四诊信息的采集途径通常是通过医师的感觉器官,信息的处理和整合极大程度上依赖医生个人的知识和经验。医生的水平和能力高低直接影响了诊疗结果分析和中医处方的准确性。医生通过四诊仪获取诊断信息,这个四诊客观化的过程改变了传统中医诊断过程"主体(医生)—客体(患者)"的"二项式"认识关系,变为"主体—工具(四诊仪)—客体"的"三项式"认识关系,其意义是重大的。有效借助现代物理学、数学和生物学的新方法、新技术,尽可能全面、客观地采集相关信息,同时将采集的众多信息进行分析,提取出可以量化的依据,促进中医诊断的量化和标准化。

望诊在四诊中最为重要,该仪器的开发可借带冷光源的高分辨实时摄像设备,能自动或控制完成图像摄取和调焦、颜色校正等,可根据需要来获取舌诊、面部等图像,数据处理方面主要有边缘分割、纹理分析、色彩分析,如对舌色、苔色、舌苔厚度、裂纹、齿痕等舌象指标进行定量分析和分类描述,自动完成舌诊的识别,还可加入红外热像仪获取体表的温度,把望诊拓展到不可见的"红外线"范围,为了方便远程诊断应具有视频图像传输功能,可实时在线方式远程获取望诊的视频图像和数据。

闻诊仪器的开发包括两部分,听声音是利用话筒和声音传感器将人体生理声音转换成电信号,通过模数转换将声音记录下来,将录制的声音做成声纹图,然后找出声纹特征与已建立的中医病证对应的"声纹库"进行比较,为疾病诊断提供依据;嗅气味是采用人工电子鼻技术,它是将不同气敏传感元集成起来,利用各种敏感元对不同气体的交叉敏感效应,采用神经网络模式识别等先进数据处理技术,对混合气体的各种组分同时监测,得到混合气体的组成信息,可对患者散发出的气味进行检验,如人体的口气、汗气,病室气味等,据此可辩脏腑气血的寒热虚实及邪气之所在。

问诊仪器也就是一个完成人机对话的过程,通过患者与医生的信息交流从复杂的临床资料中获取针对性的信息,特别是一些仪器诊断无法确定和患者的一些自觉症状,通过问诊来确定证候、性质,并使之系统量化。处理过程主要采用一些人工智能的推理方法,如应用人工神经网络具有大规模的并行处理和分布式的信息存储,以及自适应的学习功能和联想、纠错功能等,对中医证候的特征值进行数据挖掘,提高了证候诊断的准确率。整个问诊的实现可通过一个仪器的人机对话、医生工作站、电子病历等来完成。

切诊仪器的开发的关键在于统一仪器的标准,例如在重复性、稳定性、灵敏度、频响特性等方面提出统一的标准,其中关键技术在于传感系统和机械系统,要有精密的控制系统,能自动完成整个切诊过程,达到脉象的准确检测与切诊的灵活控制。它的开发类似机器手,能按照中医切诊要求和指令来完成各种动作,如按法、指法、位置等。要求稳定性好,重复性强。能排除各种影响因素,真实地反映受诊者的脉象,对检测到的信号进行加工处理,并不失真地将数据传送或保存。

10.2.3　医案数据

随着中医药现代化研究的深入,对中医药信息的需求也越来越迫切。长达5 000年的中医历史积累了海量的医案文献,采用人工查找信息的方法早已不能适应快节奏的要求,而使用数据库技术对中医医案信息进行存储、查找、分析和挖掘成为利用信息的重要手段。

中医医案如《内经》《伤寒杂病论》等典著一直是中医药探寻者们热衷研究的对象,相继出现了很多对中医医案总结归纳、统计分析的文本形式,对中医药的发展起到了巨大的推动作用。但时代在进步,中医药相关研究也应与时俱进。如何将大数据与中医医案的研究结合起来,需充分运用循证医学的理念,将数据库及数据挖掘技术与中医医案研究结合起来。

循证医学(evidence based medicine,EBM)是指基于最好的证据,兼顾经济效益和价值取向,进行医学实践的科学。另外,基于医学实践有针对个人和集体的不同,EBM又有狭义和广义之分。EBM是在强调医疗卫生资源的合理配置利用、医疗模式的转变等21世纪面临多种临床挑战的情况下应运而生的。EBM强调的是任何决策和实践都有据可依,这里的"据"就是证据,而且要考察证据的质量,证据要具有广泛的适用性。从某种意义上来讲,中医医案就是中医在临床决策或研究时所参考的证据,但从EBM角度而言又不能把传统的中医医案称为证据,因为它们的内容过于混杂、不规范,且个体性太强,没有广泛的适用性。没有了证据,EBM就无从谈起,因此,将传统的中医医案通过现代化的手段建成完整的证据体系是中医走上 EBM 之路的必经过程。

10.3　中医数据的典型应用

10.3.1　中医专家库系统

我国第一个中医专家系统——关幼波诊疗肝病计算机程序自 1979 年问世以来对中医诊疗计算机系统的发展也起到了举足轻重的作用。在它的引领下,20 世纪 80 年代相继出现了邹云翔中医肾系统疾病计算机诊疗、教学、护理和咨询系统,姚贞白妇科专家诊疗系统及医学智能通用编辑系统 MT2GIES21,孙同郊乙型肝炎专家诊疗系统,中医辨证论治电脑系统数学模型及软件设计等。不论从知识获取、知识表示,还是推理机的设计,这些系统均应用了许多专家系统的相关技术。但是它们大多数仍属于基于规则的专家系统,语言也是面向过程化的语言,有些系统大多知识库和推理机融为一体,在庞大的中医概念和知识体系下,已经显得力不从心。这就需要更多适合于中医诊疗专家系统技术的支持。

中医诊疗专家系统在传统的诊断专家系统和医学专家系统的基础上得到了进一步的发展,知识库和推理机作为系统独立的单元被分离开来,既有利于邻域知识的获取,对中医思想的模拟也迈向了新的高度。其一般结构包括知识库、综合数据库、知识获取模块、推理诊断模块、解释模块和人机接口等。有些基于规则的系统还设置了可信度模块。

医学专家系统应用技术的不断进步为中医专家系统的发展提供了有力的技术支持。但中医哲理深邃、思想独到,中医专家系统所考虑的最关键因素往往是系统能否更高效合理地模拟老中医的思维过程。这也正是中医诊疗系统构建的难点。由于人类所患的疾病具有多样性、多变性和不确定性,应用传统的专家系统技术和计算机技术,对复杂疾病的诊断往往不能得到令人满意的结果,应用传统的基于规则推理的技术显然已不能胜任。这样对中医专家系统的改进提出了更高的要求。近年来不论从知识的获取、表示,乃至推理机制等,更适合中医诊断的专家系统方法技术应运而生。

10.3.2　中医健康服务网络

1) 中药基础信息系统

中药基础数据库[1]是以中药基础科技数据为依据而建立的关系结构型数据库。数据来源于《中华人民共和国药典》《中华本草》等权威工具书及普通高等教育中医药类规划教材。其目的是提供有关中药单味药、中药品种、中药化学成分等的中药生药材鉴定、中药药理、中药毒理、中药临床药理、常用剂量、用法等方面的权威公认基础数据。在建立了严格的数据筛选原则与标准的基础上,主要按中药单味药、品种、生药材鉴定、一般药理、一般临床药理、一般毒理、化学成分、中药炮制品八个部分建表,共 227 个字段,对基础数据进行了筛选与加工。目前包含 8 013 种中药单味药,8 199 种中药品种,375 个中药炮制品,5 944 个中药化学成分的相关信息,数据量 44 MB。

数据库以单味药为切入点,依次展开形成了一个大型中草药系统。每个部分既可成为一个独立的个体,又与各表间有着一定的内在联系,使之成为一个有机的整体。

数据库通过中医基础数据平台提供服务。用户可以从单味药、品种、化学成分、炮制、药理作用等主要入口途径,通过不同层次的数据关联查询,实现了相关数据的归类与相关检索。适用于数据发掘、知识再现、新药开发。

2) 中医防治各科疾病专题系统

这是为中医临床与科研从业人员提供中医临床科学及其应用的结构型数据库。数据来自 1990～2006 年公开出版的中文医学期刊上有关中医药及针灸按摩治疗各科疾病临床研究方面的一次文献 21 万余篇。以疾病为中心,建立流行病学信息;疾病、证候、症状信息;诊疗信息,以及治疗信息等相关内容,以及数据来源文献的原文图片。数据库通过临床治疗各科疾病专题平台提供服务。

用户可以通过简单搜索、高级搜索和统计三种方式实现疾病相关数据的检索、统计与数据挖掘。

简单搜索:可按疾病、症状、症候中某个单一条件对疾病相关数据进行查找。高级搜索:可按疾病、症状、症候、年龄组、性别、病因、专题分类等条件组合对疾病相关数据进行查找;并提供了相关数据的关联通道,方便用户按照提示进行查询和浏览,以及得到各种疾病的病因、症候、症状、诊疗及治疗等多方面的相关统计信息,具有数据统计与分析功能,根据用户需求,实现了临床研究、诊断、治疗、病证症关系等 4 大类 64 种因素分析与相关分析,为进行中医药数据的深度挖掘和充分利用奠定了基础。

言而总之,当前在中医药继承与创新工作中已累积了大量的中医药数据资源,整合与挖掘这些数据,能针对中医药数据多态性、不完整性、时间性和冗余性的特征实施合理的数据处理和知识提取,大数据是中医药的大契机。

◇ 参 ◇ 考 ◇ 文 ◇ 献 ◇

http://dbshare.cintcm.com/ZhongYaoJiChu/

第11章

针灸大数据应用

余晓佳

针灸作为一种古老医疗手段,2010 年已被联合国教科文组织列入"世界非物质文化遗产",其主要通过针刺或艾灸两种方法来调整脏腑功能(止血、封脉、镇痛、护气),以达到治愈疾病的目的,特别是针麻镇痛,已被世界卫生组织确认为医学科学研究重大成果。

本章将从针灸数据出发,阐述针灸数据来源、种类、特征等问题,以帮助理解现有的针灸大数据应用实例,从而指导针灸数据资源进一步有效分析与整合。

11.1 针灸数据探索

11.1.1 针灸数据源

提及针灸数据,人们多数会想到海量的针灸古籍和现代文献。然而,这仅是一斑窥豹,实际数据远不止于此,除了文献,还有实验和临床诊疗,以下进行详细说明。

1) 文献数据

(1) 针灸学古籍　针灸学古籍的成书时间上起战国,下迄清末,共计 300 余册。我国现存最早的针灸典籍《黄帝内经》,成书于战国到秦汉时期,以阴阳五行、脏腑经络、气血津液等为主要内容;其中被称为"针经"的《灵枢》篇,因对针灸学理论和临床治疗进行了详尽的论述,标志着针灸理论体系的基本形成。约成书于汉代的《黄帝八十一难经》,论述了奇经八脉、元气,提出了八会穴,补充了《黄帝内经》的不足。东汉张仲景的《伤寒杂病论》,首创六经辨证,主张针药并用。晋皇甫谧的《针灸甲乙经》,是我国第一部针灸学专著,融会贯通了《素问》《灵枢》和《明堂孔穴针灸治要》三部著作的针灸精髓,是继《黄帝内经》之后针灸学的又一次总结;晋葛洪所撰《肘后备急方》,收载针灸临床疗法 208 余条,大大推动了针灸的临床应用。隋至唐初甄权所著《针方》《针经钞》和《明堂人形图》(均佚),孙思邈的《备急千金要方》收集了前代针灸医家的经验和个人体会,并绘制了"明堂三人图",创用了"阿是穴"和"指寸法",王焘的《外台秘要》和崔知悌的《骨蒸病灸方》收录了大量的灸治经验。北宋王惟一《铜人腧穴针灸图经》的著成,有力地促进了针灸学规范化、标准化的发展。南宋闻人耆年著《备急灸法》,王执中撰《针灸资生经》等,均为针灸临床经验总结的实用性专著。元代滑伯仁的《十四经发挥》,首次把任、督二脉和十二经脉并称为"十四经"。明代是针灸学发展的活跃时期,诸多著作涌现,如杨继洲的《针灸大成》,它是继《针灸甲乙经》后,针灸学的第三次总结。清代医师的重药轻针使针灸学少有创新,开始走向衰退。仅有的几部针灸著作,为吴谦的《医宗金鉴刺灸心法要诀》、廖润鸿的《针灸集成》及李学川的《针灸逢源》。

这部分中医古籍资料为当代针灸学专业人员的学习提供了牢固的理论基础、丰富的医案信息和经典的专家经验总结。

(2) 当代针灸学书籍　主要包括现行针灸学教材和针灸学学习参考工具。前者是全国高等中医药院针灸学专业人才学习的必备书籍,如《针灸学》《实验针灸学》《针灸治疗学》《中医针灸内科学》等"十一五"国家级规划教材和《经络学》《腧穴学》《针法灸法学》《针灸治疗学》《实验针灸学》等全国统编教材;后者为针灸知识学习的辅助工具,如《中国针灸学词典》《针灸推拿学词典》等;还有为规范针灸操作而制定的各类标准,如由世界卫生组织发布的《世界卫生组织针灸穴位西太平洋区域标准》(*WHO Standard Acupuncture Point Locations in the Western Pacific Region*)和中华人民共和国发布的《腧穴名称与定位》(GB/T 9346—2006)。

(3) 针灸学术文献　此类文献来自各类国内外针灸学术期刊、学术会议、学位论文。以国内而言,《中国针灸》《针刺研究》是两本国内最有影响力的大型综合性针灸学术期刊;就国际状况来说,目前西方国家出现了专门针对针灸学独立发行的杂志,如被 SCI 收录的针灸学研究的杂志"*Acupuncture & Electro-Therapeutics Research*",但更多情况是被收录在辅助替代医学疗法(complementary alternative medicine, CAM)中,如《辅助替代医学杂志》"*Journal of Alternative and Complementary Medicine*"。

2) 实验数据

针灸实验数据来自各种实验,如生物学、医学、化学、物理学、力学、计算机等,它们对针刺疗法现象和机制的探索过程起到了一定的推动。

在生物学领域,可通过实时荧光定量 RT - PCR 和 cDNA 基因芯片法检测到的针刺疗法前后组织中的基因表达量,或通过免疫学检测方法获得各种免疫特异性指标。实验者通常以数据差异从生物分子水平和组学水平探究针灸治疗各种疾病的可能机制。如针刺治疗面神经损伤病例实验中[1],有学者发现在电针刺激翳风穴后,面神经组织中 NT - 3 和 TrKCmRNA 的表达量明显高于对照组,推测这可能是穴位针刺促进面神经再生的机制之一。而针刺治疗过程中穴位处某类细胞的形态、个数变化数据,能帮助人们从细胞水平探究针灸治疗各种疾病的可能机制,如实验者通对比针刺大鼠"足三里"穴位前后穴区局部肥大细胞脱颗粒率,发现针刺镇痛效应与穴区肥大细胞脱颗粒率呈正相关关系,推测肥大细胞脱颗粒参与了针刺镇痛效应的产生过程,为揭示针刺镇痛机制提供了有力证据[2]。其他还有,通过膜片钳、神经药理、电生理等在细胞层面观察针灸过程中神经元或感受器、效应器电信号变化[3],从神经生理学领域揭示针刺信号传导与作用规律。

在物理学领域,科学家借助电、磁、声、光、核素等多种现代科学技术进行针刺机制研究。如利用同步辐射检测手段,得到人体穴位红外辐射光谱,其为非接触诊断疾病提供了一种可能途径[4];利用阻抗测量仪测定针刺前后经络阻抗变化,如张旸等[5]观察到提插与捻转手法强弱刺激内关穴对手厥阴经前臂段皮肤阻抗均有影响;利用电磁学技术,探测患者体内电磁场变化及其施术者身体上产生的电磁场,如杨国平[6]发现用手针针法时会产生两个方向的电磁场,一个是由行针时针体刺激患者穴位下肌纤维等组织引起肌细胞兴奋产生的肌电和肌磁场,另一个是由施术者在行针中运用提插、捻转等手法时手、臂肌群兴奋产生的肌电和肌磁场;利用磁共振成像(MRI)、X 射线断层扫描(CT)手段探测穴区"天、地、人"三种不同深度组织结构分布的 MRI、CT 图像,并在此基础上做三维图像重构,确定腧穴的三维定位;运用质子诱发 X 射线(PIXE)光谱检测手段,测定穴区组织中钙磷铁锌等微量元素的能谱数据,以确定穴区元素分布的特异性及空间分布规律。

在力学领域,人们利用现代力学集成传感技术,在针体上集成力和力矩微型传感器系统,测量针刺过程中针体上的实时受力数值。"客观定量研究针刺手法的特征性和差异性"实验中[7],作者采用针刺测力仪记录临床针刺过程中针体上的受力数据(包括提插力和捻转力),对同一施针者采用不同手法或不同施针者采用相同手法时针体上的力进行了分析,发现针体上的受力和波形在相异的针刺方法间差异有显著性,而在不同的施针者个体间有惊人的相似。同时,作者通过统计学和频域上的分析,筛选出有规律的得气指标与参数。类似应用还有脉象仪,它通过压力传感器采集人体寸口脉中寸、关、尺三部的压力数据,并以可视化的波形还原脉象。在对不同压力下的脉图进行分析后,可以得出脉象的部分属性。此外,借助彩色多普勒超声显像、计算机图像处理等先进技术,可促进脉象客量化的研究,为中医诊脉的"三部九候"实现自动化创造条件。

另外,数据实验已经成为一种常规的方法,利用计算模拟,其成功从属于"湿实验"的实验室试验和临床试验转向基于计算机数据计算的"干实验"。如使用流体力学数值计算经络组织液流动的系列研究[8],并得到各种模拟情况下生理数据的变化,如组织氧分压、组织液流速、动脉压力等;又如使用有限元软件 ANSYS 对温针灸过程中的热辐射数据建模,进行温针灸的传热学研究[9],等等。这类研究为解释经络的科学机制提供了一种新的理论和方法。

3) 临床诊疗数据

针灸是一种临床诊疗技术,数据主要来自各种针灸病案。病案是医生治疗疾病时有关症状、辨证、处方用药的连续记录,围绕着"穴(腧穴)—方(处方)—证(证候)"这 3 个主题展开,并依据不同概念层次派生出不同内容,如穴位种类(十四经穴、奇穴、阿是穴)、所处部位(头、胸、腹、四肢)、所属经络(十二经络、奇经八脉)、施术法(针刺、艾灸、拔罐)等。

"穴(腧穴)"即穴位,是针灸治疗疾病的刺激点与反应点,是人体脏腑经络之气输注于体表的部位,多位于分肉腠理和骨节交会处。腧穴标准名称参考世界卫生组织推荐的*WHO Standard Acupuncture Point Loations in the Western Pacific*(2009 年版),一个标准的腧穴名称由"腧穴所在经络英文缩写"+"腧穴序号"构成,如"ST36"为"足三里"。随着漫长的针灸学实践过程,腧穴的个数在的历朝书籍中逐步增加,由《黄帝内经》160 个到《针灸甲乙经》349 个,《铜人腧穴针灸图经》354 个,《针灸大成》359 个,直至现代沿用《针灸逢源》中的 361 个腧穴。不同的腧穴,针灸手法各有差异,其中:针刺法可分为基本手法(提插、捻转)、辅助手法(循法、弹法、刮法、摇法、飞法、震颤法)、补泻手法;艾灸法大致分为药卷灸、艾条灸、艾炷灸、温灸等 4 种。

"经络"是运行气血的通道，内连脏腑、外络肢节，遍布全身。包括"十二经脉、十二经别、奇经八脉、十五络脉、十二经筋、十二皮部"等。参考世界卫生组织推荐的 *WHO Standard Acupuncture Point Loations in the Western Pacific*（2009 年版），一个标准的经络名称由"该经络英文缩写"表示。如"ST"为"足阳明胃经"。经络循行，即经络在人体体表或体内的循行路线，分文字描述和图片描述两类。

"证"即证候，是疾病发生和演变过程中某阶段相关的系列症状在人体的反映。针灸法可以应对多种病症，具有操作方便，无毒副作用等特点，不仅在国内被广泛使用，在国外的应用也逐步拓展。但是针灸法并非包治百病，而是有一定的适应证。杜元灏国经过 4 年时间研究表明，针灸对 16 类 461 种病症可发挥治疗作用[10]，包括西医病名 338 种，西医症状名 73 种，中医病症名 50 种，其中被世界卫生组织推荐的有 43 种[11]。

"方"即处方，围绕处方进行的主要行为有"诊断"和"治疗"，并由此派生出一列相关数据，如和处方有关的处方基本信息，和诊断有关的病者体征、病者症状、诊断依据，和治疗有关的穴位配伍、治疗时间、方法、疗效评估，等等。

11.1.2 针灸数据特征

1）多样性

从前文阐述的数据来源，针灸数据在内容或形式上是多样的，如文本的针灸古籍或现代针灸文献，时间序列的穴位模拟计算所得生理参数、施针过程中毫针受力，其他还有艾灸红外热像图、脉波图等。另外，从语义角度，针灸文本数据时间跨度极大，既有文言文表述的，又有白话文表述的。

2）相似性

针灸数据的相似性主要表现在针灸取穴规律的高度近似。针灸疗法的选穴讲究在辨证论治的基础上，辅以"君臣佐使"的穴位配伍原则。君穴与臣穴构成了处方的主穴，而佐穴与使穴也就是处方中可随证加减之穴，称之为配穴。由此，相同的病候，根据病患个体体质差异，医者对两者的主穴选择可能完全相同，而差异仅在一两处配穴上。针灸数据的相似性也体现在各朝代疾病选穴方案上，同一朝代对同一种疾病的选穴方案相似性会更加高，而随着朝代的变迁，选穴规律会有一定改变，相似性随之降低。

3）容错性

针灸数据来源跨度几千年，上至战国，下至当代，不同来源载体记录的腧穴名、经络名、疾病名、针灸方法、古代书名等信息可能存在巨大的个人表述差异、使用差异。如有些文献将针灸疗法中穴位注射疗法称为"穴位注射"，有的则使用"水针"来表示。又如，"一穴多名"现象，即同一个腧穴有不同的名称，如"中脘"穴，出自《针灸甲乙经》，别名"上纪""太仓""胃脘"，在《脉经》中名"中管"；"脉穴同名"现象，即经络名和穴位名相同，如主治妇人经带疾患的"带脉"穴与其所在经络"带脉"同名;"同病异名"现象,如"癥瘕"又称"积聚";"省略词"现象,如《医说》记载:"若要安,三里常不干",这里的三里是"足三里"的缩写。

11.2　针灸领域的已有应用

随着医疗信息化的深入,中医古籍文献已逐步实现数字化,如周莲菊等研制的"《黄帝内经》计算机检索数据库系统"、南京中医药大学研制的"针灸腧穴文献资料检索系统"、山西中医研究院研制的"针灸甲乙经通检系统"、上海中医药大学研制的"《针灸大成》检索系统"、中国中医研究院研制的"ACULARS 针灸文献检索系统"。这些数字化了的中医古籍文献数据,为人们提供了更为便捷的分析途径,接下来本节将列举一些针灸大数据的应用成果。

11.2.1　针刺手法虚拟化

针灸手法长久以来依靠"师传口授"的方式进行教学和传授,素有"心中易了,指下难明"之说。这种带有主观性的教学方法缺乏定量化、客观化及规范化,一方面造成学生操作技能参差不齐,影响其针灸水平的提高;另一方面,导致名师手法、经验无法准确地保存下来,不断走形甚至失传,影响针灸手法的推广与应用。

近年来,很多研究者致力于借助各种现代科技手段来刻画、模拟针刺过程,以揭示针刺手法的本质和特点,实现针刺手法的量化、规范化、标准化。据报道,美国学者[12]利用超声弹性成像技术发明一套可以控制在人体上实行针刺操作的计算机系统,香港学者[13]研制了一套可通过三维图像形式观察针刺操作过程的"中国针灸触觉式手法模拟仪"。而针对"刺有大小""针有深浅"问题,我国学者结合传感技术和生物力学原理研制出"针刺测力仪"和"针刺手法参数分析仪"[14],通过对毫针手法(如捻转、提插、补、泻法等)操作的实时采集,将"垂直"和"水平"两个方向上的"提插力"和"扭矩"的变化等数据保存了下来,并给出了毫针在 X、Y、Z 三轴方向上力的变化,从而实现复式手法参数(波幅、频率、最大峰值、最小峰值、平均值和离散度等)测定。

应当看到,此类针刺虚拟化系统不仅可以用于教学,如调用专家数据库参数为学生提供针刺手法学习、模拟;更可以通过挖掘此类数据,从各类参数背后找出具有意义的规律,配合临床实践经验丰富的针灸专家的解释,探索建立规范化的针刺手法参数,最后通过大量的临床检验进行模型修正,得到最优化的针刺手法参数,从而为针刺手法特征刻画、科学表达和针刺手法的标准化、规范化及定量化研究提供依据。

11.2.2　腧穴经络力学探索

经络的物质基础一直是存有争议的。据目前已有实验结果表明,循经感传的速度和循经小分子物质迁移的速度在每秒钟几毫米到几厘米,而人体神经纤维的传导速度为每秒数米至百余米,血液循环的速度是每秒几十厘米,体液的传导速度是以小时与天为单位的。就传导速度的耦合度来看,经络更可能存在于组织间隙空间中。因此,不少学者建议将腧穴经络理论的研究聚焦于对组织液流动的研究之上。

由于组织液流动过于微观,而人体不同部位的特点差异性又大,所以到目前为止,这方面研究较多采用计算流体数值方法。在经络与组织液流动相关性研究中,丁光宏等[15]据解剖人体小腿骨间膜(腓骨和胫骨之间的一层结缔组织)中毛细血管、胶原纤维平型排列的特点,建立了组织液流动模型,运用各种不同生理参数和控制方程,借助 FLUENT 软件进行流体力学数值计算,其得到的结果提示组织液流动与肥大细胞的相互关系可以用来解释中医针灸及经络循经感传机制。例如,针刺刺激激活穴位处富集的肥大细胞,产生脱颗粒现象,释放出组胺等生物活性物质,增加了毛细血管渗透能力,从而加快组织液的流动和增加肥大细胞表面的剪切应力,进一步激活肥大细胞,同时组织液流动速度的增加又可以使肥大细胞分泌物随着组织液的流动传送到更远处,激活沿线肥大细胞和神经细胞,产生肢体上的感传现象。

当然,未来的数据科技能解释得更为充分。

11.2.3　临床治疗方案推荐

有了准确的病情诊断和腧穴配伍,如何从众多备选方案中选取一种最优的治疗方案便成为提高临床疗效的关键。

目前已有的方法是利用遗传算法对海量针灸治疗处方,如古代针灸处方、经典著作记载处方、历代名家惯用处方、大样品随机对照试验(RCT)治疗方案、临床对照试验(controlled clinical trail, CCT)治疗方案进行单独分析或综合分析,以寻找出最优针灸处方,为医者临床治疗提供辅助决策功能。以针灸治疗面瘫为例[16],见表 11 - 1,方案优化内容涉及 5 个主穴、3 个配穴、针刺方法和疗程 4 点内容,可分为 10 个基因片段,其中主穴、配穴各分配 11 位用于编码 1 350 个穴位,针刺方法分配 9 位用于编码 369 种疗法,疗程分配 13 位用于编码每天治疗次数、疗程间隔、单个疗程次数及总疗程数。上述二进制码序列构成了代表个体遗传特性的基因码链,采用随机数生成原始祖先群体。遗传算法就从这些原始祖先群体开始,然后依次计算各个主穴、配穴、针灸方法、疗程的个体适应度,选取阈值。最终推荐治疗方案为:地仓、合谷、颊车、阳白、翳风配水沟、承浆、迎香,推荐指数(即总体适应度函数值)为 0.110 1。

表 11 - 1　针灸治疗面瘫的综合推荐方案

主　　穴	配　　穴	刺灸方法	疗　　程	推荐指数
地仓,合谷,颊车,阳白,翳风	水沟,承浆,迎香	毫针刺	每日一次,10 次 1 疗程,治疗 4 个疗程,疗程间隔 3 d	0.110 1
地仓,合谷,颊车,四白,阳白	水沟,承浆,翳风	毫针刺	每日一次,10 次 1 疗程,治疗 3 个疗程	0.102 9
地仓,合谷,颊车,阳白,迎香	水沟,承浆,攒竹穴	艾灸	每日一次,10 次 1 疗程,治疗 3 个疗程,疗程间隔为 3 d	0.093 8

◇ 参 ◇ 考 ◇ 文 ◇ 献 ◇

［1］　牙祖蒙,王建华,李忠禹,等.面神经损伤后穴位电针刺激对神经组织中神经营养因子- 3 及其受体表达的影响[J].中国中医基础医学杂志,2005,6(1):59 - 62.

［2］　张迪,丁光宏,沈雪勇,等.肥大细胞功能对针刺大鼠"足三里"镇痛效应的影响[J].针刺研究,2007,32(3):147 - 152.

［3］　门聪,王江,边洪瑞,等.不同手法及频率针刺神经电信号的编码特征提取[J].系统科学与数学,2010(6):877 - 886.

［4］　章毓清,丁光宏,沈雪勇,等.正常人和冠心病人穴位红外辐射光谱的差异性[J].中国针灸,2005,24(12):846 - 849.

［5］　张旸,李平,石艳丽.提插与捻转手法强弱刺激内关穴对本经前臂皮肤阻抗影响的初步研究[J].江苏中医药,2008,9:33.

［6］　杨国平,贾晓航,赵家璧.从电磁学观点探讨针刺手法[J].中国中医药科技,1999,4:46.

［7］　丁光宏,沈雪勇,陶岳辉,等.针刺手法与针体受力参数的对比研究[J].中国生物医学工程学报,2004,23(4):334 - 341.

［8］　丁光宏,杨静,陈尔瑜,等.人体组织液定向流动与经络[J].自然科学进展,2001,11(8):811 - 811.

［9］　程珂,丁轶文,沈雪勇,等.温针灸的传热学研究[J].上海针灸杂志,2007,26(8):32 - 36.

［10］　杜元灏,李晶,孙冬纬,等.中国现代针灸病谱的研究[J].中国针灸,2007,27(5):373 - 378.

［11］　http://www.wfas.org.cn/standard/zhenliao/200608/163.html

［12］　Langevin H M, Konofagou E E, Badger G J, et al. Tissue displacements during acupuncture using ultrasound elastography techniques [J]. Ultrasound in medicine & biology, 2004, 30 (9): 1173 - 1183.

［13］　Heng K M L P A, Wong H S T T. A haptic needle manipulation simulator for chinese acupuncture

[J]. Medicine Meets Virtual Reality 11：NextMed：Health Horizon，2003，94：187.

[14] 杨华元,刘堂义,蒯乐,等.针刺手法参数实时采集及教学演示系统的研究[J].中西医结合学报，2006，4(3)：311－314.

[15] 丁光宏,沈雪勇,姚伟,等.组织液定向流动的动力学机理与人体经络现象邂[J].自然科学进展，2005,15(1):61－70.

[16] 梁繁荣,任玉兰.针灸数据挖掘与临床决策[M].四川：巴蜀书社,2010.

第 12 章

基因大数据应用

吕 晖

　　自以 DNA 双螺旋结构被发现为代表的分子生物学诞生以来,特别是 1977 年 Sanger 等人发明 DNA 测序技术以来,人类对自身的认知正以前所未有的速度飞速发展,随着分子生物学的发展,医学也得到了飞速的发展。人类几千年来所积累的医学知识几乎被全面深化和更新,并且由信息技术和 DNA 测序技术为代表的生物医学新技术革命使得生物学和医学数据正以爆炸式地速度飞速增长,据估计目前全球每年产生的生物数据总量已达百亿亿字节(EB)级(即 10^9 GB)。从自然科学发展的普遍规律来看,某一领域数据的飞速积累,预示着在这一领域即将发生革命性的发展。本章将对"基因组学""大数据"和"医学"之间的概念、范畴、职能以及对临床的应用等问题做介绍,并从各个组学的角度描述人类疾病研究的新思路。

12.1　组学数据

　　生物和医学数据的快速积累,和"组学(omics)"数据密切相关。"组学"是从整体的角度去研究某一类生物物质及其作用方式的研究方法的统称。"组学"的产生和发展依赖于生物数据的产出和信息技术的发展。20 世纪 90 年代,与"曼哈顿原子弹计划""阿波罗登月计划"并称为"20 世纪三大科学研究计划"之一的"人类基因组计划"(HGP)开始实施,正式拉开了"组学"研究的序幕。科学家第一次可以从整体和系统的角度去审视自身的"构造蓝图"——脱氧核糖核酸(DNA)的序列,即遗传信息。随着研究的深入,科学家发现单纯地从 DNA 序列的角度去研究,并不能解释很多生物学和医学问题,进而出现了其他多种类型像基因组一样从整体的角度去研究某一类生物物质及其作用方式的研究方法,也就是人们今天所见的"组学"。以遗传信息流动的"中心法则"(central dogma)划分,可以把"组学"大致分成 DNA、RNA 和蛋白质这三个层次,它们各自代表基因组学、转录组学和蛋白质组学的研究范畴。基因组学(genomics)从个体所承载的全体 DNA 分子角度研究生命活动;转录组学(transcriptomics)从细胞全体的 RNA 分子角度研究生命活动;蛋白质组学(proteomics)从细胞全体蛋白质分子角度研究生命活动。蛋白质是生命活动的直接执行者,对蛋白质结构和功能的研究可以较直接阐明生命在生理或病理条件下的变化机制。但目前,蛋白质测定技术还未发展成熟,其精度和通量都存在较大地限制。由于 DNA 测序技术发展最为成熟,所以在生物学和医学中以 DNA 测序为基础的基因组学和转录组学研究最多。此外还有代谢组学(metabolomics)从细胞全体代谢产物和中间产物的角度研究生命活动,以及脂类组学(lipidomics)、免疫组学(immune omics)、糖组学(glycomics)等分支。

通过这些"组学"技术和方法的应用,为研究人类疾病发生、发展的机制提供了新的思路和"数据驱动"的研究方法。

12.1.1 基因序列数据

基因组学(genomics),是一门测定和解读生物基因组的学科;是一门随着大规模 DNA 测序的应用而发展起来的新兴学科。其主要内容是利用脱氧核糖核酸(DNA)测序技术,对生物体的全基因组序列进行测定。同时,运用信息技术和数学方法开发一系列数据库、算法和工具,系统地进行生物基因组数据的采集、储存、分析和展示。它起始于 1977 年 Sanger 及其合作者发明了双脱氧链终止法,人类第一次可以通过实验方法获得遗传物质 DNA 的序列[1]。随后出现的以 Applied Biosystems 公司为代表的自动化毛细管阵列电泳 (capillaries arrays electrophoresis)测序仪使得大规模 DNA 测序成为可能。在 1990 年正式开始"人类基因组计划"之后,相关的基因数据储存和分析技术也得到了巨大的发展,产生了以"组学"研究为主的生物信息学(bioinformatics)。特别是在 2005 年以后出现的以 Illumina 公司的 Solexa、Roche 公司的 454 和 ABI 公司的 SOLiD 为代表的高通量测序仪 (next generation sequencing,NGS)的出现,基因组学(包括转录组学和相关的生物信息学)得到了革命性的发展。其中,DNA 数据的增长是组学及其相关分析技术发展的根本推动力。根据美国国家生物技术信息中心(National Center of Biotechnology Information,NCBI)的统计,到 2014 年 4 月为止已有超过 1 万种生物已公布基因组数据,其中包括了 2 700 余种真核生物。从宏观角度讲基因组研究包括三方面的内容:主要以获得全基因组序列和相关功能元件为目的的基因组学(genomics)、以序列功能注释和鉴定为目的的功能基因组学(functional genomics)和以比较不同基因组获得序列功能元件的进化为目的的比较基因组学(comparative genomics)。用于解读和研究基因组信息的分支学科都被统称为后基因组研究(post-genomics)。对于人类的健康而言,单单获取人类基因组序列的信息并不能直接产生对疾病和健康的作用。所以,在人类基因组计划之后,又相继开展了以获取人类基因组多态性为目的的国际人类基因组单体型图计划(HapMap[2])和千人基因组计划 (1 000 genome project[3])等大型国际合作研究项目。

这些大型研究计划提供的基础数据资源和实用工具,有效地促进了分子生物学和生物医学的发展。在这些数据库中最为权威的三大国际生物数据库为美国的 GenBank[4]、欧洲的 EMBL[5]和日本的 DDBJ[6],这三个数据库包括了各个物种完整基因组和单个基因的序列和注释信息。此外还有专注于各个物种基因组结构和注释信息的 UCSC Genome Browser[7](图 12 - 1),日本京都大学的代谢通路数据库 KEGG[8]等各个研究机构建立的专门数据库。此外对于医学领域,NCBI[9]等研究机构还提供了专门的疾病相关数据库,如包含了所有单核苷酸多态性的 dbSNP[10]数据库,人类医学健康相关多态性的 ClinVar[11]数据库,人类基因组结构多态性的 dbVar[12]数据库,用于疾病基因检测信息的 Genetic Testing

Registry[13]数据库,欧洲的罕见病数据库 Orphanet[14],约翰霍普金斯大学的疾病相关基因数据库 Online Mendelian Inheritance in Man（OMIM）[15]等专门数据库。

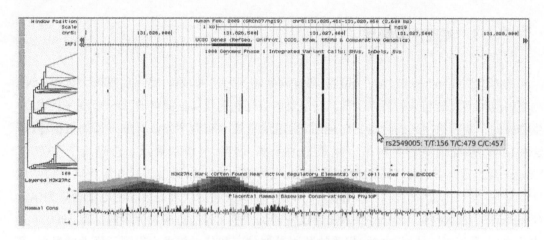

图 12-1　UCSC 基因组浏览器图形化界面[16]

12.1.2　转录组学数据

转录组(transcriptome)是指一个生物体从基因组 DNA 上所能转录出来的所有 RNA,有时也被称为表达谱。从 RNA 水平研究基因表达及其丰度情况可以推测特定细胞或组织的状态与所具有的功能,不仅可以揭示特定基因的作用机制,还可以用于疾病的诊断。是研究细胞表型和功能的重要手段。与基因组的概念不同,转录组的定义中包含了时间和空间的限定,同一细胞处于不同的生长周期,或者不同类型的细胞,其转录组会有明显的差异。而研究生物细胞和组织中转录组的动态过程和变化规律的学科就被称为转录组学(transcriptomics)。1991 年 Affymetrix 公司在分子生物学 Southern blot 技术基础上,开发出世界上第一块寡核苷酸基因芯片(microarray),自此揭开了转录组研究的序幕。基因芯片将大量预先设计好的寡核苷酸探针分子固定于支持物(通常是玻片)表面后与标记的样品核酸分子进行杂交,捕捉可以与特定寡核苷酸探针分子进行配对的样品核酸片段。最后,通过检测每个探针分子的杂交信号强度获取样品中相应基因的表达丰度。利用基因芯片技术,研究人员取得了大量的生物学和医学研究成果,如肿瘤标记物[17]。然而,基因芯片技术需要提前获知待研究样本的基因序列信息,因此对于研究的范围有一定的局限性;并且基于 DNA 杂交的基因芯片背景噪声高,对于未知的、表达丰度不高的转录片段探测能力不强,对于表达丰度非常高的转录片段具有信号饱和区,影响表达量的探测精度;最为重要的是基因芯片技术只能获得探针相关的相对表达丰度,在一定程度上限制了转录组研究的研究内容。随着高通量测序技术的发展,很多研究开始使用高通量测序技术进行转录组研究。转录组测序对实验抽提出来的转录组进行随机打断,并对打断后的短片段进行逆转录、测序，获取每个短片段的序列。高通量测序技术测定基因表达量基于以下原理：如果一个基因转录本的丰度高，则来自该转录本的短片段也相对更多，最终测序获得的短片段也越多。该技术具有相当高的可重复性，有文献报道其重复样本间的相关性系数大于0.9[18,19]。高通量测序技术在转录组中的应用，也大大扩展了转录组的研究深度。通常来说转录组研究是对同一物种的基因组学研究的自然延伸，即只有获得目标物种全基因组信息，之后才可以进行该物种的转录组学研究。对于没有参考基因组数据的生物，基于高通量测序的转录组研究也可以通过转录组 de novo 拼接等技术来获取表达的基因序列及其表达丰度开展相关的研究。也为基因的选择性剪接（alternative splicing）[20]、RNA 编辑（RNA editing）[21]、基因融合（gene fusion）[22]等新兴转录组研究领域提供了成熟的技术解决方案。

12.1.3 蛋白质组学数据

与转录组的概念类似，蛋白质组（proteome）的概念来源于基因组学在蛋白质研究领域的延伸，即一个细胞、一种组织乃至一种生物所表达的全部蛋白质。而蛋白质组学（proteomics）就是在基因组的尺度上研究蛋白质的特征的学科，这些特征包括蛋白质的表达、修饰和相互作用等。以此生命活动的具体执行者——蛋白质的角度研究生命活动和生命过程，获得疾病发生、细胞代谢等生命过程的认识。与转录组一样蛋白质组同样具有"时空"的特征，蛋白质组随着时间与不同类型的细胞组织类型发生动态变化。相对于 DNA 测序蛋白质组的测定技术还不成熟，其精度、费用和通量都不尽如人意，对大规模地开展蛋白质组研究产生了一定的影响。目前主要方法有双向凝胶电泳、质谱、蛋白质芯片等方法。*Nature* 和 *Science* 杂志在 2001 年公布人类基因组草图的同时，分别发表了"*And now for the proteome*"和"*Proteomics in genomeland*"的述评与展望[23,24]，直接指出人类在获取基因组测序能力后的另一大挑战——蛋白质组测定。

12.1.4 其他组学数据

1) 代谢组学数据

代谢组学（metabolomics）是一种从整体的角度研究代谢过程、代谢产物的科学。代谢组学研究通过测定成千上万个细胞和组织中的小分子研究生物体的代谢过程。代谢组学是继基因组学和蛋白质组学之后新近发展起来的一门学科。代谢组学可以帮助研究疾病诊断、医药研制开发、营养食品科学、毒理学、环境学、植物学等与人类健康护理密切相关的领域。其研究的主要技术手段有核磁共振（NMR），质谱（MS），色谱（HPLC，GC）及色谱质谱联用技术。代谢组学现已广泛地应用到了一些复杂疾病的研究中。例如，运动神经疾病（motor neuron disease）[25]、抑郁症（depression）[26]、精神分裂症（schizophrenia）[27,28]、阿尔茨海默病(Alzheimer disease)[29]、高血压(hypertension)[30]、2 型糖尿病(type 2 diabetes)[31,32],肝癌(liver cancer)[33]、乳腺癌(breast cancer)[34]、卵巢癌(ovarian cancer)[35]等。

2) 营养基因组学数据

简单来说营养基因组学(nutrigenomics)是研究日常饮食和人类健康疾病之间关系的一门学科。Jim Kaput 教授对营养基因组学比较精确地定义:"营养基因组学的是日常饮食如何影响个体遗传信息的表达,以及个体的基因是如何进行营养物质、生物活性物质的代谢并对这一代谢过程做出何种反应"。个体中遗传上的差异不但带来了不同的疾病易感性,同时也带来了对食物的不同的反应。营养基因组学的中心理论在与日常饮食和遗传基因对于个体健康都起着非常重要的作用,饮食可以影响遗传信息的表达和作用,同样,遗传信息的多样性也会造成不同的食物代谢谱。目前,肥胖[36]、2 型糖尿病[37]、心血管疾病[38]和一些自身免疫疾病[35]研究较多。

3) 癌症基因组学数据

癌症基因组云图计划(The Cancer Genome Altas, TCGA[39])从 2006 年起至今投入了1 亿美元用以研究癌症患者中的 DNA 以及其修饰状态的改变,并希望通过一系列的研究发现导致癌症的根源性的基因组改变。截止至 2013 年 6 月,该计划共收集了 6 000 例癌症患者的组织或血液样本,涵盖了包含乳腺癌(breast invasive carcinoma)、大肠癌(colon adenocarcinoma)、肺腺癌(lung adenocarcinoma)、前列腺癌(prostate adenocarcinoma)、甲状腺癌(thyroid carcinoma)以及神经胶质瘤(glioblastoma multiforme)等在内的超过 25 种不同种类的癌症。

4) 肠道微生物组数据

人体大约包含有 10 万亿个体细胞,人类基因组计划(HGP)已经测定其包含的共有的基因组信息。但人类身体中除了自身的细胞外还存在着超过 90 万亿个微生物细胞,其中大部分位于人类的肠道。肠道中微生物的种群分布与人体健康息息相关,现有不少研究证明了人体微生物组与人体健康的关系。例如,引人注目的粪便移植疗法,就是使用正常人的肠道微生物菌群重建了患者的肠道微生物环境[40]。近年来的研究显示,肠道微生物还与一些人类的非肠道疾病相关,如糖尿病[41]、自闭症[42]、自身免疫疾病[43]等。美国国立卫生院(NIH)在 2007 年 12 月宣布正式启动被誉为人体第二基因组计划的"人体微生物群系项目"(Human Microbiome Project, HMP)。同样,欧盟已于 2008 年宣布启动人类元基因组(meta-genomics)第七框架资助项目,开展肠道微生物群落的研究。

12.2　组学数据在医学中的应用案例

在人类基因组计划开始之初,科学家就希望从人类的"构造蓝图"本身审视自身,可以直接地从"构造蓝图"本身解释疾病的发生发展,从疾病产生的本源之处治疗它。当时的科学家有点过于乐观地估计了生命的复杂性,后来的研究表明,单单解读 DNA 的分子序列并不能解释众多基因和生物分子的运行规律。但是人类基因组计划带来的一个贡献是,发展出了由"数据驱动"的"组学"研究模式。不同于传统的"假说驱动"型研究,"组学"研究在一定程度上并不仅仅依赖于现有的知识与理论。通过一些高通量分子测定技术对某一类生物分子进行基因组适度、全面地测定与描述,可以从所获得的数据中提炼潜在的科学现象。这一种研究模式为研究复杂疾病打开了新的思路与技术路线。从近年来医学的发展趋势来看,基础生命科学研究和临床医学之间的鸿沟正在被逐渐打破,它们互相交叉、渗透形成了许多新兴领域,如个体化医学。各种"组学"技术正被广泛地应用到各种疾病的研究和诊疗当中。本节整理了一些"组学"大数据技术在医疗领域的应用,供读者参考。

12.2.1 基因芯片与测序技术在遗传性疾病诊断中的应用

遗传病诊断是一项复杂的工作,基因诊断技术作为遗传病诊断的重要方法,近年来已逐步从实验研究进入了临床应用。基因诊断始于 1978 年,应用限制性酶切片段长度多态性(restriction fragment length polymorphism,RFLP)技术检测胎儿镰状细胞贫血症[44]。其主要手段是采用分子生物学技术检测体内特定基因结构以及其表达水平的变化从而对遗传病做出诊断。然而传统的分子生物学技术仅能对特定的少数基因进行结构及表达的检测,面对由多对位点控制的复杂遗传疾病,传统的方法花费较大,耗时也较长。近些年来兴起的基因芯片技术以及高通量测序技术以其高通量、低成本的特点,很好地弥补了传统方法的不足。这类高通量技术可以同时对多达上万个基因的结构及表达变化进行检测,可以一次性对多达上百种遗传病加以筛查。目前基因芯片技术已在临床应用阶段取得了一定的进展。例如,2008 年 Combimatrix Molecular Diagnostics 公司发布了一款芯片技术的遗传病检测产品。该芯片包含有与 125 个已知遗传病相关联的基因组位点的探针,同时也可以在平均 1 MB 的分辨率下检测一些未知的遗传疾病。而最新发布的 Signature Chip OS 则拥有 105 000 寡核苷酸探针,包含了与 150 多种遗传病相关联的基因组位点[45]。也就是说这款产品可以一次性对 150 种遗传病进行检测并做出诊断。而近十年来兴起的高通量测序技术则是大规模遗传病筛查上的后起之秀,虽然目前市场份额还不是很大,但却是发展最快的一种基因诊断技术。相比芯片技术,其覆盖度、准确率和分辨度都更高。目前,高通量测序技术已开始广泛应用于寻找疾病的候选基因上并已开始进入临床应用阶段。最新发表于新英格兰医学杂志上的一篇报道中,研究人员运用基于高通量测序的游离 DNA(cell-free fetal DNA,cffDNA)检测技术对 1 914 名怀孕妇女进行唐氏综合征的筛查,结果显示这一新型的筛查方法在准确率上要远超传统的检测方法[46]。癌症基因组云图计划(TCGA)通过全基因组高通量测序技术,研究人员对每一例样本中的基因表达谱、基因拷贝数多态性、单核苷酸突变、甲基化状态、基因结构做了全面的检测。通过对各类组学数据的综合分析,研究者发现了一批可以用于癌症亚分型的分子标记。如根据 EGFR、NF1 和 PDGFRA/IDH1 的基因表达不同,神经胶质瘤可以被分为传统型(classical)、间叶细胞状型 (mesenchymal)和原神经型(proneural)。这一发现很好地解释了为何不同的神经胶质瘤亚型在存活率以及预后上有显著的差别。根据这一结果,今后的临床研究将可以针对不同的亚型设计不同的治疗方案,或许将为个性化医疗提供帮助[47]。研究者还对 12 种主要癌症中的单核苷酸突变整合起来加以研究,共发现了包括 BAP1 在内的 7 个基因的突变与患者的生存时间存在显著关联,这一发现将有助于解释癌症普遍存在的发生及扩散机制[48]。

唐氏综合征(Down syndrome)是一种常见的常染色体畸变所导致的出生缺陷类遗传性疾病,又称 21 三体综合征,总发病率约为 1/800。传统产前筛查办法通过血清生化标记物,如血清中甲胎蛋白、人绒毛膜促性腺激素(HCG)、雌三醇、抑制素 A 和妊娠相关血浆蛋白 A 等,其中四联标记可以使阳性检出率达到 75%[49]。与产前筛查不同,产前诊断得出的是确切的诊断而非患唐氏综合征的风险系数。创伤性诊断主要通过羊水穿刺获得诊断结果,但存在 1% 左右的流产率[50]。

1997 年 Lo 等人首次发现母体外周血浆中含有胎儿游离 DNA(cffDNA)[51]。随后 2010 年 Lo 等人进一步证明母体外周血浆存在胎儿的全基因组碎片,在理论上证明了利用母体外周血浆重建胎儿基因组有可能作为产前诊断的判断依据。此类无创诊断不仅可以用于唐氏综合征和其他非整倍体疾病,如 18 三体综合征、13 三体综合征,未来还可能用于血型检查,以及一些单基因病,如镰刀状细胞贫血症。基于高通量测序技术的唐氏综合征产前诊断主要有两种方法,一种是寻找来自胎儿分子标记物,如父源特异性单核苷酸多态性(single nucleotide polymorphism, SNP)以及特有的短串联重复(short tandom repeat, STR),以及某些胎儿特异性激活基因,胎儿特异性表达基因和胎儿特异性表观修饰基因。

另一种方法是利用唐氏综合征等染色体疾病患者与正常人染色体数目的差异,不区分胎儿来源和母体来源的 DNA,直接通过高通量测序技术对 cffDNA 进行测序,随后通过识别测序片段由于染色体数目差异而在基因组上产生的覆盖度差异实现唐氏综合征等染色体疾病患者的诊断。研究表明该方法在对 13,18,21 染色体异常具有相当高的精度[52,53],对孕早期胎儿通过无创产前检测进行三染色体性筛查,其唐氏综合征阳性检出率大于 99%,假阳性率为 0.1%,而 18 三体综合征的阳性检出率也达到了 80%～90%,假阳性率约为 5%。

12.2.2　全基因组关联性分析

全基因组关联性分析(GWAS),隶属于遗传学上关联性分析的一个新分支,其目的在于检测特定物种中不同个体间的全部或大部分基因,从而了解不同个体间的基因变化有多大,以及这些变化和最终性状的联系。究其本质,GWAS 研究就是一种特殊的大数据研究,这类研究一个显著的优点是不再需要在研究前进行任何假设 (hypothesis-free)。即不需要预先依据那些尚未具有充分生物学基础来假设某些特定基因位点与复杂性状存在联系,是一种完全的数据驱动式(data-driven)探索,从而可以解决以往研究中可能存在的偏向。GWAS 研究为研究者探索人类复杂性状的形成和复杂疾病的产生提供了了大量重要线索。和传统关联性分析(如单基因性状、家系连锁分析等)不同的是,得益于人类全基因组测序成果提供的信息,GWAS 将研究对象从单基因水平拓展至全基因组大数据水平,使用单核苷酸多态性(SNP)或拷贝数多态性(copy number variation)作为标记,建立基因组与遗传性状的关系。GWAS 研究可能有助于解决传统遗传学分析方法难以攻克的复杂性状遗传特征问题。

2005 年 Science 首度报道了老年性视网膜黄斑变性(age-related macular degeneration)的 GWAS 结果,在科学界引起了极大轰动,此后一系列针对复杂性状 GWAS 陆续展开[54]。在 2013 年 Visscher 的一个综述中[55],统计了 7 种不同自身免疫疾病的 GWAS 研究成果,并指出自从 2007 年以来,GWAS 数据帮助研究者找到了 277 个易感位点,而 GWAS 未出现以前,只有 19 个易感位点可供研究。到 2013 年 1 月为止,GWAS 研究包括了人类身高、体重、血压等主要性状,以及视网膜黄斑、乳腺癌、前列腺癌、白血病、冠心病、肥胖症、糖尿病、精神分裂症、风湿性关节炎等几十种威胁人类健康的复杂疾病,累计发表了近万篇论文,确定了一系列疾病致病基因、相关基因、易感区域以及 SNP 变异,大大拓展了研究者对于复杂疾病遗传学特征的视野。此外 GWAS 的统计方法学也得到了极大的发展,这些成果被称为"GWAS 第一次浪潮"。

目前最权威的 GWAS 数据库来自美国国家人类基因研究所(National Human Genome Research Institute)[56]。该数据库截至 2012 年 6 月,收集了 1 271 份已发表的 GWAS 报告,其中 139 份报告为 GWAS 的元数据分析,他们来自 20 份不同的权威杂志。该数据库数据来源是大规模 SNP 测量的报告(每一个报告中测量的 SNP 至少有 100 000 个),并从中选取与性状关联 P 值小于 10^{-4} 的敏感 SNP 作为查询源。该数据库中将各类疾病根据性质进行分类,并且可以批量下载数据,是目前 GWAS 研究中最全面的数据库。

1) Meta GWAS 案例 1:老年痴呆症

在这个老年痴呆症的基因组关联性研究中,研究者采用元分析(meta-analysis)的方法,将 4 个独立的基因组 SNP 数据集整合并进行统计分析,然后通过与另外两个独立数据集进行进一步筛选,成功地找到 2 个全新的老年痴呆症的敏感位点(susceptible loci)。研究者还将这种元分析方法,应用在一些之前发现的潜在敏感位点(P 值低但未到达显著性阈值),成功地复原了 3 个敏感位点,证明了元数据分析方法对于基因组关联性数据分析的可行性与优越性[57]。

2) Meta GWAS 案例 2:2 型糖尿病

在这个研究里,研究者将两组独立的 2 型糖尿病基因组关联性分析数据合并后进行元数据分析,成功地发现了 12 个新的 2 型糖尿病敏感位点。随后为了解释这些敏感位点与 2 型糖尿病发病机制之间可能存在的联系,研究者从生理角度(胰岛素代谢)、基因表达角度

(eQTL)以及通路角度分别对这些敏感位点进行了关联分析。研究者发现基因 HNF1A、HMGA2 以及 KLF14 附近的位点很有可能与 2 型糖尿病有直接的联系(与胰岛素功能以及这些基因表达有关联性)。这些发现对于解释糖尿病 2 型提供了新的可研究基因以及机制假说[58]。

3) Meta GWAS 案例 3：强直性脊柱炎

来自中山大学第三附属医院的研究团队首次对强直性脊柱炎发生的遗传因素进行研究。他们对超过 1 800 名患有强直性脊柱炎的患者和超过 4 000 名正常人的超过 1×10^7 个常染色体 SNP 进行了全基因组关联(GWAS)分析。随后,他们又将通过大规模 GWAS 分析获得的 30 个高可信度 SNP 在超过 2 000 名患者中进行了验证。他们的研究结果发现了 2 个全新的位点可能与强直性脊柱炎的发生相关,它们分别是位于 5 号染色体的 rs4552569 和 12 号染色体的 rs17095830。这两个位点分别位于骨细胞相关基因 EDIL3、HAPLN1 和 ANO6、HAPLN1 附近。目前主流观点认为强直性脊柱炎的发生主要是由于新骨形成过程中严重的异常炎症反应,而基于这些数据,他们首次提出了除免疫原因之外的潜在遗传因素,也可能造成该疾病的发生[59]。

4) Meta GWAS 案例 4：血脂异常

墨西哥人和有美洲印第安人血统的人患血脂异常(dyslipidemias)和冠状动脉心脏疾病(coronary heart disease)的概率高于其他人群。2013 年一篇全基因组关联分析(GWAS)研究对 4 316 名患有高甘油三酯血症(hypertriglyceridemia)和低高密度脂蛋白胆固醇症(low high-density lipoprotein cholesterol, HDL-C)的墨西哥人进行了分析,发现并鉴定了一个位于 NPC1 基因(rs9949617)附近的新的位点,该位点在墨西哥人中的分布情况表明它对血清甘油三酯(TGs)的含量有着重要的影响。NPC1 是一种含有固醇敏感域的蛋白质,参与胆固醇从晚期内涵体/溶酶体的跨膜转运[60]。同时,前期在欧洲人中研究发现的 3 个 TGs 位点(APOA5、GCKR 和 LPL)和 4 个 HDL-C 位点(ABCA1, CETP, LIPC 和 LOC55908)在墨西哥人群中也有显著意义。随后,他们在功能分析中证明了其中的 rs964184 与餐后血清 apoAV 蛋白水平直接相关,暗示这可能是一个潜在致病突变位点[61]。

12.2.3　疾病网络模式发现

鉴别致病的遗传突变只是解释疾病发生的第一步,更为重要的是人们需要知道这些突变产生作用的时间与发生作用的位置,只有这样人们才能真正了解疾病的发展机制与相应的治疗手段。经过过去半个世纪的研究,尤其是在近年来高通量检测技术的发展,人们对疾病与基因之间的关系有着大量的数据和知识积累。一方面对某一种特定疾病可以更深入地研究,另一方面可以从大数据的理念来整体研究疾病网络。整合大量的基因与疾病的关联,可以画出疾病-基因的双色网。在这个双色网中可以预测和疾病相关的基因,可以预测疾病的并发症,可以预测药物的副作用,也可以研究老药新用。

　　例如，自闭症又称孤独症（autism），是一种神经系统失调导致的发育障碍，其病征包括社交能力、沟通能力、兴趣和行为模式的不正常。迄今已发现了数百个潜在的相关基因。但是，其具体发生病变的遗传机制仍不清楚。在 2013 年，Neelroop N. Parikshak 等人在 Cell 杂志发表了一篇关于自闭症研究的论文，他们将前人研究获得的自闭症相关基因与神经发育过程中的共表达网络结合，并试图利用自闭症相关基因从大脑时空发育的角度去探索自闭症的发生机制。他们成功地绘制出了自闭症相关基因的时空图谱，并发现自闭症患者的大脑皮质部分区域之间的一些神经回路问题产生于胎儿脑发育过程中，而非是自闭症产生后的结果[62]。

◇参◇考◇文◇献◇

[1] Sanger F，Nicklen S，Coulson A R. DNA sequencing with chain-terminating inhibitors[J]. Proc Natl Acad Sci U S A, 1977, 74(12)：5463 - 7.

[2] http：//hapmap. ncbi. nlm. nih. gov/

[3] http：//www. 1000genomes. org/

[4] http：//www. ncbi. nlm. nih. gov/genbank/

[5] http：//www. embl. de/

[6] http：//www. ddbj. nig. ac. jp/

[7] http：//genome. ucsc. edu/

[8] http：//www. genome. jp/kegg/

[9] http：//www. ncbi. nlm. nih. gov/

[10] http：//www. ncbi. nlm. nih. gov/projects/SNP/

[11] http：//www. ncbi. nlm. nih. gov/clinvar/

[12] http：//www. ncbi. nlm. nih. gov/dbvar/

[13] http：//www. ncbi. nlm. nih. gov/gtr/

[14] http：//www. orpha. net/consor/cgi-bin/index. php

[15] http：//omim. org/

[16] Meyer L R, Zweig A S, Hinrichs A S, et al. The UCSC Genome Browser database：extensions and updates 2013[J]. NucleicAcids Res,2013,41(D1)：D64 - D69.

[17] Alexander E K, Kennedy G C, Baloch Z W, et al. Preoperative diagnosis of benign thyroid nodules with indeterminate cytology[J]. N Engl J Med, 2012, 367(8)：705 - 15.

[18] Marioni J C, Mason C E, Mane S M, et al. RNA-seq：an assessment of technical reproducibility and comparison with gene expression arrays[J]. Genome Res, 2008，18(9)：1509 - 17.

[19] Mortazavi A, Williams B A, McCue K, et al. Mapping and quantifying mammalian transcriptomes by RNA-Seq[J]. Nat Methods, 2008, 5(7): 621 - 8.

[20] Bryant D W Jr, Priest H D, Mockler T C. Detection and quantification of alternative splicing variants using RNA-seq[J]. Methods Mol Biol, 2012, 883: 97 - 110.

[21] Park E, Williams B, Wold B J, et al. RNA editing in the human ENCODE RNA-seq data[J]. Genome Res, 2012, 22(9): 1626 - 33.

[22] Edgren H, Murumagi A, Kangaspeska S, et al. Identification of fusion genes in breast cancer by paired-end RNA-sequencing[J]. Genome Biol, 2011, 12(1): R6.

[23] Abbott A. And now for the proteome[J]. Nature, 2001, 409(6822): 747.

[24] Fields S Proteomics. Proteomics in genomeland[J]. Science, 2001, 291(5507): 1221 - 4.

[25] Rozen S, Cudkowicz M E, Bogdanov M, et al. Metabolomic analysis and signatures in motor neuron disease[J]. Metabolomics, 2005, 1(2): 101 - 108.

[26] Paige L A, Mitchell M W, Krishnan K R, et al. A preliminary metabolomic analysis of older adults with and without depression[J]. Int J Geriatr Psychiatry, 2007, 22(5): 418 - 23.

[27] Holmes E, Tsang T M, Huang J T, et al. Metabolic profiling of CSF: evidence that early intervention may impact on disease progression and outcome in schizophrenia[J]. PLoS Med, 2006, 3(8): e327.

[28] Kaddurah-Daouk R, McEvoy J, Baillie R A, et al. Metabolomic mapping of atypical antipsychotic effects in schizophrenia[J]. Mol Psychiatry, 2007, 12(10): 934 - 45.

[29] Han X, M Holtzman D, Mckeel D W Jr, et al. Substantial sulfatide deficiency and ceramide elevation in very early Alzheimer's disease: potential role in disease pathogenesis[J]. J Neurochem, 2002, 82(4): 809 - 18.

[30] Brindle J T, Nicholson J K, Schofield P M, et al. Application of chemometrics to ^{1}H NMR spectroscopic data to investigate a relationship between human serum metabolic profiles and hypertension[J]. Analyst, 2003, 128(1): 32 - 6.

[31] van der Greef J, Martin S, Juhasz P, et al. The art and practice of systems biology in medicine: mapping patterns of relationships[J]. J Proteome Res, 2007, 6(4): 1540 - 59.

[32] Wang C, Kong H, Guan Y, et al. Plasma phospholipid metabolic profiling and biomarkers of type 2 diabetes mellitus based on high-performance liquid chromatography/electrospray mass spectrometry and multivariate statistical analysis[J]. Anal Chem, 2005, 77(13): 4108 - 16.

[33] Yang J, Xu G, Zheng Y, et al. Diagnosis of liver cancer using HPLC-based metabonomics avoiding false-positive result from hepatitis and hepatocirrhosis diseases[J]. J Chromatogr B Analyt Technol Biomed Life Sci, 2004, 813(1 - 2): 59 - 65.

[34] Fan X, Bai J, Shen P. Diagnosis of breast cancer using HPLC metabonomics fingerprints coupled with computational methods[J]. Conf Proc IEEE Eng Med Biol Soc, 2005, 6: 6081 - 4.

[35] Gruber L, Lichti P, Rath E, et al. Nutrigenomics and nutrigenetics in inflammatory bowel diseases [J]. J Clin Gastroenterol, 2012, 46(9): 735 - 47.

[36] Silveira Rodriguez M B, Martinez-Pineiro Munoz L, Carraro Casieri R. Nutrigenomics, obesity and

public health[J]. Rev Esp Salud Publica, 2007, 81(5): 475 – 87.

[37] Ferguson L R. Dissecting the nutrigenomics, diabetes, and gastrointestinal disease interface: from risk assessment to health intervention[J]. OMICS, 2008, 12(4): 237 – 44.

[38] Engler M B. Nutrigenomics in cardiovascular disease: implications for the future[J]. Prog Cardiovasc Nurs, 2009, 24(4): 190 – 5.

[39] http://cancergenome.nih.gov/

[40] de Vrieze J. Medical research. The promise of poop[J]. Science, 2013, 341(6149): 954 – 7.

[41] Qin J, Li Y, Cai Z, et al. A metagenome-wide association study of gut microbiota in type 2 diabetes [J]. Nature, 2012, 490(7418): 55 – 60.

[42] Williams B L, Hornig M, Parekh T, et al. Application of novel PCR-based methods for detection, quantitation, and phylogenetic characterization of Sutterella species in intestinal biopsy samples from children with autism and gastrointestinal disturbances[J]. MBio, 2012, 3(1): e00261 – 11.

[43] Markle J G, Frank D N, Mortin-Toth S, et al. Sex differences in the gut microbiome drive hormone-dependent regulation of autoimmunity[J]. Science, 2013, 339(6123): 1084 – 8.

[44] Kan Y W, Dozy A M. Polymorphism of DNA sequence adjacent to human beta-globin structural gene: relationship to sickle mutation[J]. Proc Natl Acad Sci U S A, 1978, 75(11): 5631 – 5.

[45] Li X, Quigg R J, Zhou J, et al. Clinical utility of microarrays: current status, existing challenges and future outlook[J]. Curr Genomics, 2008, 9(7): 466 – 74.

[46] Vrachnis N, Vlachadis N, Creatsas G, et al. DNA sequencing versus standard prenatal aneuploidy screening[J]. N Engl J Med, 2014, 370(9): 799 – 808.

[47] Verhaak R G, Hoadley K A, Purdom E, et al. Integrated genomic analysis identifies clinically relevant subtypes of glioblastoma characterized by abnormalities in PDGFRA, IDH1, EGFR, and NF1[J]. Cancer Cell, 2010, 17(1): 98 – 110.

[48] Kandoth C, McLellan M D, Vandin F, et al. Mutational landscape and significance across 12 major cancer types[J]. Nature, 2013, 502(7471): 333 – 9.

[49] Aitken D A, Wallace E M, Crossley J A, et al. Dimeric inhibin A as a marker for Down's syndrome in early pregnancy[J]. N Engl J Med, 1996, 334(19):1231 – 6.

[50] Smith M, Visootsak J. Noninvasive screening tools for Down syndrome: a review[J]. Int J Womens Health, 2013, 5: 125 – 31.

[51] Lo Y M, Corbetta N, Chamberlain P F, et al. Presence of fetal DNA in maternal plasma and serum [J]. Lancet, 1997, 350(9076): 485 – 7.

[52] Chen E Z, Chiu R W, Sun H, et al. Noninvasive prenatal diagnosis of fetal trisomy 18 and trisomy 13 by maternal plasma DNA sequencing[J]. PLoS One, 2011, 6(7): e21791.

[53] Nicolaides K H, Syngelaki A, Ashoor G, et al. Noninvasive prenatal testing for fetal trisomies in a routinely screened first-trimester population[J]. Am J Obstet Gynecol, 2012, 207(5): 374 e1 – 6.

[54] Maller J, George S, Purcell S, et al. Common variation in three genes, including a noncoding variant in CFH, strongly influences risk of age-related macular degeneration[J]. Nat Genet, 2006, 38(9): 1055 – 9.

［55］ Visscher P M, Brown M A, McCarthy M I, et al. Five years of GWAS discovery[J]. Am J Hum Genet, 2012, 90(1): 7 - 24.

［56］ http://www.genome.gov/gwastudies

［57］ Hollingworth P, Harold D, Sims R, et al. Common variants at ABCA7, MS4A6A/MS4A4E, EPHA1, CD33 and CD2AP are associated with Alzheimer's disease[J]. Nat Genet, 2011, 43(5): 429 - 35.

［58］ Voight B F, Scott L J, Steinthorsdottir V, et al. Twelve type 2 diabetes susceptibility loci identified through large-scale association analysis[J]. Nat Genet, 2010, 42(7): 579 - 89.

［59］ Lin Z, Bei J X, Shen M, et al. A genome-wide association study in Han Chinese identifies new susceptibility loci for ankylosing spondylitis[J]. Nat Genet, 2012, 44(1): 73 - 7.

［60］ Ikonen E, Hölttä-Vuori M. Cellular pathology of Niemann-Pick type C disease[J]. Semin Cell Dev Biol, 2004, 15(4): 445 - 54.

［61］ Weissglas-Volkov D, Aguilar-Salinas C A, Nikkola E, et al. Genomic study in Mexicans identifies a new locus for triglycerides and refines European lipid loci[J]. J Med Genet, 2013, 50(5): 298 - 308.

［62］ Parikshak N N, Luo R, Zhang A, et al. Integrative functional genomic analyses implicate specific molecular pathways and circuits in autism[J]. Cell, 2013, 155(5): 1008 - 21.

第13章

公共卫生大数据应用

应晓华

近年来，国际上公共卫生领域中的大数据应用较多，这一方面基于公共卫生领域有较好的信息化基础和大数据平台，另一方面也与公共卫生的特点息息相关。本章将首先简要阐述公共卫生的定义、基本内涵，明确公共卫生与大数据之间的关系，而后介绍公共卫生中的大数据及其案例。

13.1　公共卫生的内涵

了解公共卫生领域中的大数据，首先需要准确理解公共卫生的内涵。公共卫生定义较多，比较有代表性的是 1920 年美国耶鲁大学温斯洛（Charles-Edward Winslow）教授的描述：公共卫生是通过有组织的社区努力，来预防疾病、延长寿命、促进健康的科学和艺术。这些努力包括改善环境，控制传染病，教育人们注意个人卫生，组织疾病的早发现、早诊断和早治疗，组建社会机制保证人人享有健康权利。这一定义也在 1952 年被世界卫生组织（WHO）采纳，并沿用至今。定义明确了公共卫生的目的是"预防疾病、延长寿命"。其中，"有组织的社区努力"，意味着公共卫生的干预需要社会努力，人人参与；"科学和艺术"，明确了公共卫生只有通过研究和掌握疾病发病的科学规律，才能达到疾病预防目的，同时，公共卫生的干预，又是一种艺术，需要基于特定的国家、社会和文化等特点，设计出有创造性的高效手段[1-4]。

根据公共卫生的定义，结合时代发展中具体的公共卫生服务需求，当前公共卫生的主要内容包括：① 预防和控制疾病的传播和流行，这主要针对传染病；② 提供基本卫生保健服务；③ 改善环境卫生状况、减少不良环境对健康的危害；④ 促进形成健康的行为和生活方式（第③④项主要针对慢性病的预防和管理）；⑤ 处置各类突发公共卫生事件等[2,5,6]。世界卫生组织则从另外一个角度，提出了十大公共卫生服务范畴：① 通过监测健康状况，评估社区健康问题，包括健康测量、需求评估等。② 诊断和调查健康问题和健康威胁，权衡其危害程度。这与传统的流行病学关系紧密，通过流行病学、实验室技术等探索健康危险因素，防治问题出现。③ 通过教育等方式，改善居民对健康问题的认知。④ 发动全社会应对健康问题。⑤ 制定针对个体和社区的健康干预计划、政策。⑥ 制定法律法规保证健康。⑦ 明确服务需求，建立其与服务提供者之间的有效联系，保证居民获得所需的服务。⑧ 有足够的高质量公共卫生人才。⑨ 对服务有效、可及、高质量的评价。⑩ 改善政策，重新发现问题，开始新的循环。基于上述内容，我国的公共卫生的工作模式特点有：① 关注全人群；② 追求健康公平；③ 强调政府主导；④ 坚持预防为主；⑤ 需要全社会参与。

从上述描述中，不难发现，公共卫生的服务领域，既包括了对疾病的研究和干预，表现为如何早发现、早治疗等，又包括对健康危险因素的研究和干预，表现为环境改善、行为改变，还包括科学的决策和政策制定。这也意味着，公共卫生结合了临床医学、流行病学、公共管理等多门学科内容，在大数据时代，面临的挑战也与这种性质息息相关。

13.2 公共卫生大数据

13.2.1 公共卫生数据源

2011年，麦肯锡全球研究院的报告《大数据：创新、竞争和生产力的下一个前沿》(*Big Data: The next frontier for innovation, competition, and productivity*)，将卫生相关的大数据按照数据所有者分成四类：临床数据、付款人活动（包括患者和支付者）及成本数据、制药业和医药产品科研数据、患者的行为和情绪数据。在我国，医院及医院的管理拥有临床数据、费用数据，医疗保险管理者拥有费用与支付数据，医药公司拥有医药产品科研数据，而疾病预防与控制部门（CDC）拥有越来越多的个人行为数据。由于卫生系统的终极目标是提高人群健康水平，而个体行为、环境、医疗服务等对健康影响极大，这意味着卫生领域中的各类数据，很多时候需要相互衔接、转换，方能保证给个体、社区提供全程、有效的健康相关服务。

近年来，卫生计生委越来越关注医疗卫生领域的信息化，在医疗领域，表现为越来越多的医院，在服务提供过程中采用了各种信息化手段进行管理；而在公共卫生领域，一方面体现为电子健康档案建设（EHR）越来越完善，另一方面，集中体现在建立了各种各类疾病的直报系统。除此之外，不同类型数据库的整合，也将给人们提供更多借鉴。下面将以我国情况为主，结合国内外情况，介绍公共卫生领域大数据现况。

1）电子健康档案（EHR）

顾名思义，电子健康档案是用电子化形式记录的健康档案。而对于健康档案定义较多，但不同的定义核心基本一致，即记录符合信息标准的居民基本健康信息及健康相关信息，包括从生到死的生命体征变化，以及健康相关的一切行为与事件的档案，如遗传、行为、环境等影响健康因素，以及医疗保健服务的相关信息等。而在2011年中国卫生计生委出版的《城乡居民健康档案基本数据集》中，把居民健康档案定义为"医疗卫生机构为城乡居民提供医疗卫生服务过程中的规范记录。是以居民个人健康为核心，贯穿整个生命过程，涵盖各种健康相关因素，满足居民自我保健和健康管理、健康决策需要的系统化信息资源"。而这种健康档案，一方面能够为卫生工作者提供临床决策依据，另一方面，还可以与其他系统实现资源交换与共享[7]。

我国对于健康档案的探索始于 20 世纪末期，后逐步在城市开展。在 2009 年的《医药卫生体制改革近期重点实施方案(2009—2011 年)》中，明确指出要"逐步在全国同意建立居民健康档案"。同年中国启动了全民健康档案计划，并于 2009 年 12 月颁布了《卫生部关于规范城乡居民健康档案管理的指导意见》。2012 年 2 月，时任中国卫生部部长的陈竺在杭州表示，"全国居民健康档案的建档人数已达到 9 亿，其中居民电子健康档案的建档率超过 50%"。这充分说明健康档案的数量之大。2013 年，国家卫生计生委颁布的《关于加快人口健康信息化建设的指导意见》指出，要"有效整合和共享全员人口信息、电子健康档案和电子病历三大数据库资源，实现公共卫生、计划生育、医疗服务、医疗保障、药品管理、综合管理等六大业务应用"。下一阶段的重点工作之一为"推进居民电子健康档案数据库建设和应用。完善居民电子健康档案数据库，支撑区域内基层卫生计生机构间信息动态共享及业务协同，提升公共卫生和基层医疗卫生应用服务水平，满足居民个人健康档案信息查询、增强自我保健和健康管理能力，提高全民健康水平"。不难看出，电子健康档案将是促进公共卫生服务和基本医疗服务的桥梁，也是加强居民自我保健和健康管理能力的基础。

同时，健康档案的信息量非常大，主要包括：① 个人基本信息；② 健康体检信息；③ 重点人群健康管理记录；④ 其他医疗卫生服务记录相关数据。需要注意的是，健康档案中的很多信息是变动数据，需要不断更新记录，如健康体检信息等。这也意味着个人健康档案的数据会越来越多[8]。这些 EHR 同时能提高公共卫生系统在疾病监测中的效率，也能给公共卫生研究者提供很好的数据来源。然而，这些数据的录入往往缺乏严格的规范，数据的碎片化和即时性方面可能也有较大的问题，因此对于 EHR 的应用也要谨慎。

2) 疾病监测与网络直报系统

SARS 之后，中国疾病预防与控制中心开始着手建设国家传染病和突发事件的网络直报系统，现在这已经成为一个全球最大的网络直报系统，该系统覆盖全国 11.5 万个机构，包括全国所有的县级以上疾病预防控制机构、95% 的县级以上医疗机构、94% 的基层医疗卫生机构，而疾病的报告时间从 5 d 下降到 4 h[9]。当前这个系统主要覆盖 39 种法定传染病，近年来每年分析、处理和储存 600 多万来自全国各地的个案信息，且数量逐年增加[10]。在此基础上，同时建立了霍乱、血吸虫、鼠疫、艾滋病、结核病、不明原因肺炎等单病种检测系统，并开发、实施了国家传染病自动预警系统。该系统建成后，任何一家覆盖机构中如果出现一例特定传染病患者，当发现、确诊并录入系统的那一刻起，该机构所属市、省 CDC 以及国家 CDC 都可以实时看到该报告和病例相关情况，包括对该病例的所有处理信息。

除了传染病的指标系统，当前还建立了不少针对特定人群的监测系统，如全国水平的中国危重孕产妇医院监测网络直报系统等，而在不同省市，还有针对特定慢性病的信息管理系统，这些都是通过大规模实时数据的有效收集和应用，加强人群健康的案例。

3) 卫生决策与管理

卫生决策中已经越来越注重科学与证据，而在相关的管理中，也需要并产生了大量的数据。管理主要体现在医保基金的管理上。医疗保险在其偿付中，需要尽可能辨别是否可能存在骗保,以及医疗费用的合理与否。而这可以通过医疗费用(不仅仅包括总费用,还包括所使用的各类服务以及相关的费用)、使用服务、患者信息、服务者信息等,筛选出较高可能的诈骗或者不合理费用,重点进行监管。

如前所述,在进行公共卫生服务的决策中,需要明确主要问题、选择特定干预方案等。如在优先问题界定中,经常会用到大量的疾病负担数据,这既包括疾病的发病、患病、死亡等流行病学信息,也包括疾病的早期筛选、治疗方式选择、不同治疗方式下的转归概率等临床信息,还包括在此过程中发生的所有成本,以及因为疾病给社会带来的损失估计。这意味着疾病负担的计算需要大量的样本、不同类型的数据,在传统的小数据时代,这很难实现,尤其是获得准确的流行病学信息和临床转归信息更难获得。除此以外,在干预方案选择中,要明确提供不同方案的投入产出信息,也会面临与之前类似的难题。

除此以外,大数据应用在卫生决策中的另一个典范是支付、定价、费用控制等政策制定。医疗费用高速上涨一直是各国面临的主要挑战,最典型的是美国。根据"*OECD Health Statistics 2013*"数据,2011 年美国的人均卫生总费用已经高达 5 507 美元,占其GDP 的 17.7%,也是美国高位国债的重要缘由[11]。大数据的应用将有助于提高系统效率,降低浪费。麦肯锡预测,在医疗领域具备所需的 IT 和数据库投资、分析能力、隐私保护等机制的情况下,采用大数据技术将每年节约 2 000 亿美元的卫生投入,并额外产生 1 000 亿美元的新价值[12]。在欧洲,英国国家卫生与临床优化研究所(National Institute for Health and Clinical Excellence,NICE)机构将大规模临床数据和费用数据衔接起来,从投入和产出两个角度提供药物选择的方案,并以这些证据与制药产业协商价格和市场准入[13]。

13.2.2 公共卫生数据特征

一般的大数据,其特点体现为数据量大、数据类型多、处理速度快等几个方面。而公共卫生领域中的大数据,更有其独特之处。

1) 数据量更大,类型更多,关系更复杂

由于公共卫生关注人群的健康及健康相关影响因素,而健康的影响因素极为广泛,包括社会环境、政治环境、生活环境、工作环境、遗传因素、个人的生活习惯、运动习惯等,而且因素与因素之间往往相互影响。事实上,个人的所有行为都可能会影响健康,这也意味着,将来的公共卫生工作,不能像传统那样单纯从因果关系入手,收集与分析健康危险因素,而是要综合收集包括个人工作、生活环境、习惯在内的所有资料,因为这些可能都与健康有相关关系,可能用于预测疾病的发生。

2) 理论的重要性

一般的大数据是全样本,注重相关而非因果关系,需要大量的更杂的数据。数据驱动研究、驱动管理,在这种情况下,理论的重要性显著下降。一些大数据拥护者认为在喧嚣混杂的世界中,明白"是什么"比"为什么"要重要得多,甚至有些人认为"理论已死"。但在公共卫生领域,这种说法并站不住脚。大数据的核心,在于预测。通过数据驱动形式,将某些与特定问题相关的因素找出来,并以此为依据预测问题发生的概率和时间点。而公共卫生的核心,除了提早发现问题,更在于要能提出解决问题的干预方法。这种干预,不是简单派送折扣券,或者提供所需的服务即可,而是要基于明确的因果判断,才能设计相应的解决办法。采用谷歌设计的大数据工具或许可以预测流感爆发的时间和地点,却无法知晓哪些人群可能会发生流感。更可怕的是,如果不知道导致流感的原因,就无法有效去控制流感。因此,公共卫生需要以理论为基础去进行病因学研究,而后基于此设计相关的干预方案。但有一点毋庸置疑:基于理论,结合大数据,完全有可能更高效、更快捷地找到致病的因素。

3) 更注重一般规律与个性化方案的结合

与传统研究相比,大数据的一大优势是可以提供更多的个案信息,并对于一个较小群体进行预测,这其实是对基于样本数据传统研究的进一步深化,这种一般规律与个性化的结合,在公共卫生领域显得尤为重要。与其他事件相比,疾病的一个显著特点在于其发生的不确定性和治疗的不确定性,即从个体角度而言,疾病的发生在某种程度是随机的,而疾病的干预效果,也是随机的。适合大众的干预方案和预测方案,未必适合某个个体,最终的效果除了个体遗传影响因素,也受其他环境等因素的影响。这也意味着,好的干预方案,应该在掌握一般规律的基础上,结合个体具体情况,具体设计,充分体现出个性化差异。在传统的公共卫生领域,由于缺乏足够的信息,这种个性化方案很难体现。

13.3 公共卫生大数据应用

随着经济发展,健康领域越来越受到社会和民众关注和研究者的青睐,大数据发展中,很多经典的案例就来自公共卫生领域。一方面,这源于健康相关行业发展中产生的大量数据,另一方面,这也可能与公共卫生的挑战和特点有关系。事实上,大数据的应用是公共卫生领域的必经之路。

13.3.1 应用需求

1) 生产、生活、疾病模式转变对公共卫生的影响

随着现代化、信息化和全球化的发展,生产模式和生活方式都发生了急剧的改变,这些都对健康产生了未知的影响。研究显示,我国生产力快速发展污染了大气质量,并由此而引起了疾病和死亡。我国有 20% 左右的肺癌死亡和 40% 左右的心血管疾病死亡与 PM2.5 污染相关[7,14]。在快速城市化过程中,某些生活方式却未能适应这种发展,导致产生新的传染病。中国禽流感的发生源于城市中活禽市场的存在,而人口的高密度又促进了疾病的传播。全球化进程中，各种交通方式越来越快速、多样。以航空为例，2013 年 6 月份全球每日的航班架次为 9 万次，提供乘位约 1 200 万个。但这种快速复杂的交通系统也带动了疾病的快速传播，增加了公共卫生工作难度。这意味着公共卫生工作面临的数据和信息数量越来越多，各种信息来自不同的系统，纷繁复杂，类型各异。

2）全程健康管理的需要

对健康的认识，原来强调临床治疗，关注患病后的治疗；现在则强调全程健康管理，即从一个人出生开始，关注其一生的健康：通过改变其生活环境，改善其生活行为，减少其患病的可能性；通过疾病的早期筛查，发现早期疾病，进行早期干预；通过对疾病的有效治疗，改善健康。而且这种全程健康管理，需要在不同的干预环节，共享个体的不同阶段信息，方能高效决策。如在就医过程中，需要及时提供平时的生活习惯、过往病史等信息，而这些信息则通过健康档案提供；而疾病与就医信息，也需要与平时的疾病管理信息结合，与健康档案联动，方能制定个性化的健康管理档案，对个体进行高效管理。即便对于个体而言，也将包括不同时间段的生活环境、生活习惯、异常、行为、就医具体信息（包括检查、用药等）等各种信息，信息量非常庞大。

3）社会健康事件快速干预的需要

随着网络的发展，影响健康的很多因素，尤其是传染病等对公共健康影响极大的事件，极易成为全社会的焦点，引起社会恐慌。因此，需要更为快速、有效的健康危险监测机制、发现机制和防控机制。这就要求需要获得即时的、全面的准确信息，及时做出反应。传统的基于因果关系的公共卫生研究和公共卫生干预未必能满足这种需求，需要有一种更快捷的方式收集信息和制订方案。强调关联关系的大数据分析，则能通过各种不同的数据和指标，更快更早发现某些征兆，并做出及时预测，为健康事件的快速干预提供借鉴。

13.3.2 传染病监测与管理

2009 年 4 月，墨西哥城爆发了大规模流感，并造成多人死亡，墨西哥政府认为这种流感疫情源自家畜，这种结合了禽流感和猪流感特征的病毒，迅速蔓延至欧美各国。而后，世界卫生组织宣布使用甲型 H1N1 流感指代该次疫情，并担心可能会传播至世界各国。在H1N1 流感疫情控制中，由于缺乏有效的流感病毒对抗疫苗，各国只能采取最传统的公共卫生方法：控制传播源，切断传播途径，减慢传播速度。因此，该次疫情中，明确流感爆发的地点、时间就显得至关重要。无论是我国还是欧美各国，原有的传染病监控体系主要通过收集卫生机构中患者的相关信息，来分析疫情的可能地点和时间。这种系统的最大缺陷，在于由于患者是在症状出现后进行就诊（有的甚至未能在症状出现后第一时间进行就诊），明显滞后于感染时间，再加上卫生机构在信息传递中的时间延搁，最终的干预时间比真实的感染时间要晚上近一周甚至更长，对于一种传播速度极快的疾病而言，这种时间上的滞后极大降低了疫情控制效率，也折射出原有公共卫生体系已经不能满足此类疫情暴发所需的准确预测和高效、及时信息收集要求。

有趣的是,在此次流感爆发前几周,《自然》杂志发表了一篇名为《应用检索数据预测流感流行特征》的文章。这篇文章一反以往的传统做法,将看似与流感毫无关联的上网检索与流感流行联系到一起,并取得很好效果。该研究讲述谷歌公司汇总和分析了 2003~2007 年几千亿的检索记录,挑选出与检索流感信息相关的使用频次超过 5 000 万次的检索词(如"流感症状""流感治疗""流感综合征"等),分地区观察每周这些检索词的检索频次,构建了一个 logit 概率模型。模型中应变量为地区的流感症状就诊概率(美国 CDC 实际监测数据),而自变量中引入同地区流感检索关键词的检索数据。最终结果显示:在特定时期,基于检索信息估计的流感流行数据与官方数据相关性极高,相关系数约为 0.97。而与美国 CDC 相比,根据谷歌检索词汇构建的预测数据更及时,不会有滞后 1~2 周的缺点。而且这种方法不需要构建大规模的流行病直报系统,是建立在海量数据的基础之上,以一种前所未有的方式,通过对海量数据进行分析,获得有巨大价值的产品和服务[15,16]。

13.3.3　慢性病监测与管理

慢性病是当前公共卫生中的重中之重,慢性病的研究包括慢性病的管理、慢性病的危险因素等,而大数据在这些研究中都已经有很好的案例。

1) 慢性病患病危险因素研究

慢性病患病与人们生活习惯变化、环境改变有密切关系。手机从投入使用开始,就因为其增强对人体的辐射,而一直被怀疑会引发脑部肿瘤。当今社会随着手机越来越普及,这个问题也经常被提及,并引发了不少的研究。其中,丹麦癌症协会于 2011 年在《英国医学杂志》上发表了一篇名为《手机与脑癌:丹麦队列》的文章。这个研究旨在探索手机与脑癌之间的关系:使用手机的丹麦人是否比不使用手机者更容易患脑癌?使用手机时间长的人比使用手机时间短的人有更高的脑癌患病风险?研究者收集与分析了几部分数据:1990~2007 年丹麦所有手机用户信息(共约 36 万人)、同期丹麦所有的神经系统肿瘤患者信息(约 1.1 万人)。研究的数据包罗万象,如个人的偏好、生活习惯、吸烟与否、家族史、慢性病情况、文化程度等各种信息,以构建相对完善的分析模型。最终结果显示,脑癌患病率与是否使用手机没有任何关系,也与手机使用时间长短(是否大于 13 年)没有关系。

2) 慢性病管理应用

慢性病患者管理中,决定慢性病病情的一个非常重要因素是患者的依从性,即患者是否遵照医生的嘱咐按时用药,或者调整其生活习惯。对于那些依从性较差的患者,需要给予更多的健康教育,或者给予更多的关注。因此,明确不同患者的依从性好坏,有助于慢性病管理效果提升。美国个人消费信用评估公司于 20 世纪 50 年代开创了信用分(FICO),用以评价一个人的财务信用。该公司于 2011 年 6 月 23 日正式推出一个"医嘱遵从分"(medication adherence score, MAS),用以衡量患者遵从医嘱的程度,2011 年约有 1 000 万美国人被打分。医嘱遵从分的分值介于 0～500 之间,分值越高,说明依从性越好,一般 200 分以下的患者是需要重点关注对象。值得注意的是,医嘱遵从分是根据性别、年龄、家庭规模、家庭财产、居住地点、居住时间、婚姻时间等一些看似怪异的非健康信息作为主要的评分依据。该公司认为,这种方式有助于服务提供者轻易辨别需要重点关注的人群,并采取相对应的措施以提高治疗效果,并能通过这种方式节省费用。此外,也有人认为这可以与医疗保险的偿付结合起来:如果医嘱遵从分不高,说明其对于自身健康的关注和投入都不够,因此可以让其承担更多的医疗费用以激励其遵从医嘱。

总之,数据已经在各种不同领域证明其具有优化决策、提高效率等作用。对于公共卫生而言,在大数据时代下,首先需要转变的是观念:将来的公共卫生工作,不是单纯的健康信息相关决策,而应该基于更广泛的高度和视角去收集与分析信息。而对于公共卫生研究而言,更应该关注大数据在关联性方面能做出的突破性贡献,以及在回答"是什么"具有的得天独厚优势。因此在某些领域,尤其是预测领域,不应该完全基于传统的基于因果关系为主的研究方法,而应该探索混杂性的全样本大数据结合分析模式。其次在方法上,既要批判性接受大数据驱动的观点,又要有选择地加强理论和方法学研究,将大数据优势与传统研究优势结合起来,更好地进行预测、决策和干预。

◇参◇考◇文◇献◇

[1] Winslow C E A. The untilled fields of public health[J]. Science, 1920, 51(1306): 23 - 33.

[2] 曾光,黄建始.公共卫生的定义和宗旨[J].中华医学杂志,2010,90(6):367 - 370.

[3] 傅华,叶细标,陈平,等.现代公共卫生的内涵及应对突发事件的策略[J].中国卫生资源,2003,6(5):196 - 198.

[4] 傅华,胡善联,叶细标,等.以生态学的观点建设现代公共卫生体系[J].中国卫生资源,2003,6(5):199 - 201.

[5] 傅华,段广才,黄国伟,等.预防医学[M].6 版.北京:人民卫生出版社,2013.

[6] 钟要红,王妮妮,曲彤薇,等.公共卫生[M].杭州:浙江大学出版社,2012.

[7] Wilson J F. Making electronic health records meaningful[J]. Annals of internal medicine, 2009, 151(4): 293 - 296.

[8] http://www.nhfpc.gov.cn/cmsresources/mohbgt/cmsrsdocument/doc4361.doc

[9] http://news.xinhuanet.com/fortune/2013 - 08/28/c_117130109.htm

[10] 相海泉.公共卫生的大数据应用——专访中国疾病预防控制中心信息中心主任马家奇[J].中国信息界:e 医疗,2013(5):43 - 44.

［11］ OECD iLibrary. Total expenditure on health，as a percentage of gross domestic product. 2013. DOI：10. 1787/20758480-table1.

［12］ Manyika J，Chui M，Brown B，et al. Big data：The next frontier for innovation，competition，and productivity［M］. New York：McKinsey Company，2011.

［13］ 郭晓科. 大数据［M］. 北京：清华大学出版社，2013.

［14］ Yang G，Wang Y，Zeng Y，et al. Rapid health transition in China，1990－2010：findings from the Global Burden of Disease Study 2010［J］. The Lancet，2013，381(9882)：1987－2015.

［15］ 维克托·迈尔-舍恩伯格，肯尼思·库克耶. 大数据时代：生活、工作与思维的大变革［M］. 盛杨燕，周涛，译. 杭州：浙江人民出版社，2013.

［16］ Ginsberg J，Mohebbi M H，Patel R S，et al. Detecting influenza epidemics using search engine query data［J］. Nature，2009，457(7232)：1012－1014.

第14章

区域医疗中的大数据应用

何 萍

14.1 区域医疗大数据

随着大数据在互联网、电子商务、公共服务等行业的成功应用,医疗行业的信息化也迎来自己的"大数据时代"。所谓"大数据",是指某个数据存取点的数据量非常大且结构复杂,以至于利用常规的软件工具难以对其进行搜集、管理和加工,其数据规模往往达到了千万亿字节(PB)级(即1 024 TB)。卫生部(现卫生计生委)于2010年编制了全国卫生信息化"十二五规划"(简称"3521-2工程"),具体来说,"3"代表国家、省、市三级卫生信息平台;"5"代表医疗服务、公共卫生、医疗保障、药品保障和综合管理五大卫生信息化业务领域;"2"代表信息安全体系和标准规范体系。其中,市级卫生信息平台,即区域卫生信息化,是卫生信息化的核心内容之一。区域卫生信息化中的数据集成与共享是区域卫生信息化建设发展的一个必然阶段,也是区域医疗大数据形成的关键,因为只有当区域卫生信息化建成后,各三级医院数据集中共享才能达到大数据的数量级别。

区域医疗信息化已经成为国际发展趋势。随着经济信息技术的发展,国内越来越多的医疗机构正在加紧实施基于信息化管理平台和医院信息系统(HIS)的整体建设,从而提高医疗服务水平和核心竞争力。对区域医疗卫生信息化平台进行统一的规划和建设,是更经济、更合理、更有效的实现医疗现代化的途径。结合新医改,国家也在探索区域医疗信息化发展的模式。

1) 多方卫生信息资源整合,构建区域卫生信息整合平台

建立区域医疗卫生服务信息采集和整合平台,利用该平台实现辖区内所有医疗机构、社区卫生服务机构、专业站所、条线业务部门的信息采集与整合。利用相关采集技术完成信息采集后,在各级卫生数据中心的基础上,对各种信息进行分类,形成卫生资源的主题类数据库,构建区域卫生资源主题数据库,最终达到方便共享、方便调阅的作用。同时为电子健康档案(EHR)共享平台、医疗卫生业务协同系统、各类条线业务管理系统等的建立奠定坚实的基础。

2) 以健康档案为核心,建立电子健康档案共享平台

根据卫生部2009年5月发布的《基于健康档案的区域卫生信息平台建设指南》的精神,健康档案是区域卫生信息平台建设的切入点和核心。区域卫生信息平台核心业务是实现区域内的医疗卫生信息资源的整合和共享,而电子健康档案(EHR)正是健康档案与医疗卫生信息相结合,涵盖人从出生到死亡全部信息的全程健康档案,同时也是区域卫生信息资源整合与共享的关键。

根据健康档案的核心作用,在建立区域卫生信息平台的基础上,通过对数据中心整合作用,实现对电子健康档案的采集、整合与调阅展示,最终可形成面向居民、医疗机构、社区卫生服务机构、公共卫生服务机构的电子健康档案的调阅浏览。

3) 保护现有投资,完善与整合基层医疗机构信息化建设

区域卫生信息化建设在目前取得一定成绩基础上,将更好地实现基层医疗卫生服务信息化体系的建设,并按照新一轮医改的要求,在完善社区机构医院信息系统(HIS)的基础上,实现放射信息系统(RIS)和检验信息系统(LIS)的建设,实现区域内的医保接口建设,保证系统的稳定运行,为居民提供更高质量的医疗卫生服务。区域医疗信息化整合需求将得到更多的释放。国家科技部已明确提出要汇聚多方力量,以"资源共享、长效服务、低成本、低风险"的建设理念,构建涵盖医疗、教育、行业管理、疾病报告及公众健康服务的信息服务平台。

4) 利用区域卫生资源整合基础,实现区域医疗卫生信息的共享与协同管理

区域卫生信息化的另一大工作任务在于实现区域内的各级医疗机构之间的信息共享与业务协同服务。利用区域卫生信息平台的信息整合和共享功能,同时依据健康档案的分类和服务需要可提供多个服务域,包括个人基本信息域、主要疾病和健康问题摘要域、儿童保健域、妇女保健域、疾病控制域、疾病管理域、医疗服务域。针对不同的服务域,可提供医疗机构面向不同医疗服务业务的信息共享与业务联动服务,即实现同一医疗卫生服务在多个机构之间的数据传递和业务流程共享。

建立区域医疗大数据的意义在于如何合理地运用这些集中共享的数据,医疗机构需要解决的是如何合法合规地使用丰富大数据的资源宝库,并进行可行性分析,挖掘其价值点,指导工作实践才是最主要的。进而能够帮助医疗机构,针对每位患者创建一个 360°的完整视图[1]。

14.1.1 数据来源

区域医疗数据的生成和采集已经不再仅局限于一、二、三级医院这个单一来源,它还可以来自各级卫生行政管理机构、体检中心、社区/乡镇卫生院、私人诊所、实验室检验中心、急救中心、家庭等。随着物联网(internet of things)相关技术的发展,甚至可以说:个人医疗数据可以采自任何适合的地方。为了更清晰地进行脉络梳理,这里将区域医疗数据来源划分为主要的两个领域:一是医院内部;二是政府公共卫生机构(妇幼、防疫、血站等),即医疗服务提供方。另外,还有各种互联网和移动互联网产生的数据,即消费者产生的数据。具体情况如图 14-1 所示。

医院内部系统的数据主要集中在基于区域的各家医院建设的各类 HIS、LIS、PACS、RIS 等医疗业务子系统和财务管理系统,根据调查,一个典型的三级甲等医院每年全部数据量在1~50 TB,其中医疗影像数据量超过全部数据量的 90%,而在数据分析利用层面的数

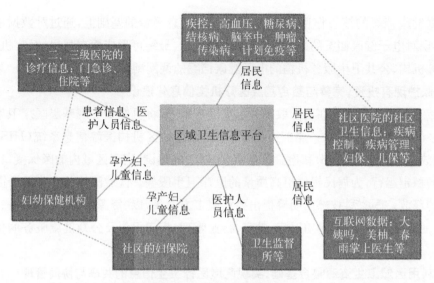

图 14-1　区域医疗数据源

据则主要集中在非影像类数据,这些数据不过几十万兆字节。从大中型城市的医院信息化发展来看,已经基本完成了数据的积累、采集,目前重点变为互联互通,数据利用也已经提到议事日程上来。但这个过程中还是面临着各方面因素的挑战。

首先遇到的最大挑战是数据的质量问题。主要表现为数据缺失、数据错误、数据不统一,这与最初医院的信息系统需求、架构设计有关。

其次,医院内部的数据还没有有效地集成与整合,造成"孤岛林立",不同应用系统数据没有实现互联互通[2]。近几年来,临床和管理专业化的应用系统不断向广度和深度扩展,但是缺乏有效的数据治理和数据与业务流程的标准化,由于缺乏建立全院级别医院内部数据中心,使得数据分析利用受到极大的限制。

从更广的区域级别的层面上来看,虽然区域信息平台有技术和标准化的限制因素,但是更大的障碍是缺乏对医院的有效激励机制,大型医院主动共享数据的意愿不强。行政指令下采集院内数据有限,在本身医疗资源与体系没有变革的情况下,很难实现区域医疗信息共享的理想。最后,政府部门亦没有主动提供数据的意识,除了年度公布的卫生发展情况,大部分收集数据没有对公众开放。

与医院内部数据源形成鲜明对比的是,来自传统互联网和移动终端的消费者数据正成为公众健康的主要来源。伴随移动互联网的飞速发展,在某种程度上为大数据采集奠定了基础。像现在火热的"大姨吗""美柚""春雨掌上医生"等移动终端应用,由于更加贴近用户的生活与需求,使用起来极为便捷,因此比医疗机构更能广泛地采集用户的健康信息数据,加之稳定的商业模式,使得大数据利用或许成为可能。但就商业本质而言,这种数据利用更像是消费者行为分析。在有商业利益的自发驱动下能够提供消费者的健康保健服务,而且服务提供商也能寻求到相应的利益诉求。

另外一个数据源是政府公共卫生机构,其数据主要集中在妇幼保健机构、疾病控制中心、卫生监督机构以及血站等提供的数据,这些数据是极具针对性的数据,如妇幼保健的数据主要包括每位儿童和妇女的健康档案。近年来,妇女儿童的健康问题愈发突出,剖宫产率、儿童口腔疾病、学龄前儿童的视力问题、儿童高血压和儿童肥胖等问题日益严重,利用区域医疗大数据的挖掘技术能实现妇幼疾病的早预防、早发现、早治疗。这是一个利国利民的举措,也是区域医疗信息化建设中一个投入少、见效快、可发展的切入点。而疾病控制中心提供的大量权威的数据有助于对传染病、地方病、寄生虫病、慢性非传染性疾病、职业病、公害病、食源性疾病、学生常见病、老年卫生、精神卫生、口腔卫生、伤害、中毒等重大疾病发生、发展和分布的规律进行流行病学监测,并提出预防控制对策。

14.1.2　主要特征

医疗行业产生的海量数据主要来自财务、影像存档与传输系统(PACS)影像、临床或业务类应用以及医学文献所产生的结构化和非结构化数据。据统计,到 2020 年,医疗数据将急剧增长到 35 泽字节(ZB),相当于 2009 年数据量的 44 倍。例如,一个 CT 图像含有大约150 兆字节(MB)的数据,而一个基因组序列文件大小约为 750 兆字节(MB),一个标准的病理图则大得多,接近 5 吉字节(GB)。如果将这些数据量乘以人口数量和平均寿命,仅一个社区医院或一个中等规模制药企业就可以生成和累积达数个太字节(TB)甚至数个拍字节(PB)级的结构化和非结构化数据。

这些数据是典型的大数据,其具有五大特征。

1) 区域医疗数据是持续、大量增长的大数据

根据估算,中国一个中等城市(1 000 万人口)50 年所积累的财务数据、医疗影像、手术录播、视频、健康档案等数据量就会达到 10 PB。并且,随着时间的推移和业务系统的不断升级换代,医疗数据模式的一致性也无法保证。因此,每天都会有大量的结构化和非结构化数据持续不断地以超大规模增长。

2) 区域医疗数据的实时、动态性

区域医疗大数据是以健康档案和电子病历为核心的实时动态的数据体系:很多医学数据如脑电图、心电图的检测数据呈非规则的波形;血压、心率等数据与时间成函数关系;某些疾病,患者的门诊、急诊、住院就诊与季节、地域有时间序列关系。

例如,整合后的上海市长宁区区域医疗管理信息系统,数据 5 min 刷新一次,可以随时了解到区域内每家医院的实时门诊量、住院量,还可以看到和历史某段时期的比较数据以及每一个科室的门急诊出入院人次。根据这些数据,可以做出曲线的分析和 24 h 的分析。

3) 区域医疗数据类型的多样性

医学中的数据类型多种多样。影像数据如 B 超、CT、MR、X 线等图像资料产生的非结构化数据大小不一,从数十万个字节到数千万个字节都有,患者的一次诊断活动中需要存储、调阅数百张影像数据[3]。另外就临床电子病历数据而言，一般采用符合 HL7 CDA 标准的 XML 文件格式，文件格式随着时间变化，会不断地演变；而检验科中有关患者生理、生化指标是数字型的数据。如此多样性的医疗数据类型，为医疗大数据的存储、挖掘利用带来了巨大的挑战性。

据分析，未来十年文件、电子邮件、视频、图片、音频等非结构化信息约占数据产生总量的 90%。医学数据的复杂性要求数据挖掘方法学要有与之相适应的研究。

4) 区域医疗数据是关系复杂的多维数据

由于医疗数据是多种数据源数据的汇总，数据之间的关系非常复杂。例如，一个简单的实验室检验检测值，必须同时记录这个值对应的编码系统和编码、单位、检测时间、检验项目、标本编号，以及相关联的患者主索引号、就诊机构、申请科室、申请医师标识号、报告医师标识号、审核医师标识号、正常值参考等。一条检测记录就可以把患者、医生、医疗机构多个实体在不同层次上关联起来。而不同的医疗信息服务更需要从不同的视角来观察这些数据，如图 14-2 所示。例如，以患者为中心的服务需要把一个患者的全周期数据按照时间轴排列，分析诊断、用药和患者生命体征、检验检测值之间的关联；以医生为中心的服务需要把与一个医生相关的患者数据挑拣出来，进行分类；以科室为中心的服务可能需要既从科室所属医生的角度，又要从在该科室就诊患者的角度进行分析；针对社区的服务可能需要统计整个社区居民某项指标(如血压、血糖)的达标率。总之，医疗数据的多维度、多粒度为各种信息服务的多角度多层次分析提供了可能，但同时也为大数据分析带来了挑战。因为不可能为每一种信息服务存储一份特定的优化模式的数据，况且也无法枚举出所有可能的信息服务需求，这就需要医疗数据的存储模型能够适应灵活多变的多维统计分析需求。

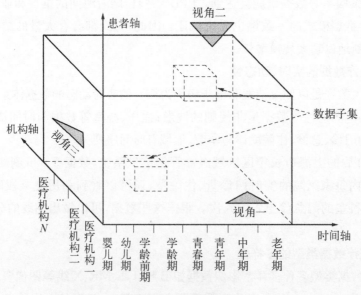

图 14-2　多维数据

5）区域医疗数据的巨大价值

医疗大数据的充分挖掘和应用带来的意义重大，可以引起医院很多方面发生根本变化。众所周知，我国一直存在着"看病难、看病贵"这一社会难题，主因在于医疗资源的匮乏和地区发展的不平衡。医院在建立了大数据仓库之后，通过区域医疗平台进行大数据的挖掘，为区域内各家医院的资源自身优势得到充分发挥提供巨大的帮助。通过区域医疗平台，进行统一协调，以此有效弥补区域内各医疗资源及力量的不足。逐步地实现全国医疗资源不均衡和地区发展不平衡的问题，缓解老百姓"看病难、看病贵"的问题。

专家认为，医疗大数据应用引起医院最大的变化将是临床路径的标准化。未来，医疗研究人员将从各地医疗大数据仓库中攒取来的海量临床数据进行归类，方便地用于对每一病种的临床路径标准化研究。这同时会带来另外一个可能的结果是医院可以让机器（系统）一定程序上替代医生向患者提供较简单的诊疗服务，使医疗资源不足的现状得以缓解，这与医院现在已经普遍使用的各类自助信息服务系统是相似的。

对大数据的成功应用，也有利于建立起保健咨询服务系统。有医疗海量数据做支撑，保健专家就可以对各种疾病进行科学研究，从中科学总结出更加准确的预防保健知识，老百姓能够更便捷地享受到个性化的保健咨询服务，从而让现行的医疗服务模式得到根本改变。

除此之外，有了大数据的支撑，新药研发人员也将得到很大帮助，通过对海量医疗数据的抓取和分析，可以加快新药研发，甚至会产生意想不到的好结果。

14.2 区域医疗大数据的典型应用

在卫生信息化（HIT）领域，以健康档案、电子病历为核心的区域卫生信息平台建设，无疑为大数据技术应用带来了前所未有的机会。国外针对大数据的应用主要是从临床操作、付款/定价、研发、新的商业模式、公众健康五个方面，给出了比较效果研究、临床决策支持系统、医疗数据透明度（绩效）、远程患者监控（慢性病管理效果分析）、患者档案分析（高危人群分析）、自动化系统（医疗索赔欺诈性分析）、基于卫生经济学和疗效研究的定价计划（药品定价）、预测建模（新药研发试验数据）、提高临床试验设计的统计工具和算法（评估招募试验患者条件）、临床实验数据的分析（药品适应证和副作用）、个性化治疗（基因组数据分析）、疾病模式分析、汇总患者的临床记录和医疗保险数据集、网络平台和社区、公众健康监控 15 个应用案例。这些案例相对比较侧重临床、医疗保险、新药研制、公共疾病监测分析等方面的研究。针对国内的需求，大数据可能在医院绩效评估、区域卫生监管、健康管理效果评估、社区诊断、医保数据监测评估、医学研究等方面存在应用可能，本节主要从病种质量分析和影像数据分析这两个典型应用进行分析。

14.2.1　病种质量分析

医疗质量管理是医疗机构工作的核心和永恒主题,是一个不断完善和持续改进的过程。病种质量是以医疗服务过程质量管理为主的管理手段,旨在通过评价病种诊疗过程质量管理措施,开展横向对比、分析,并通过运用区域医疗的大量共享信息资源,实现区域内病种质量管理先进经验的共享,最终达到持续改进医疗质量,提升医疗服务水平的目的[4]。

针对每种患者或者病历的临床数据指标与数据项,系统能够提供相应的个案详细列表。包括个案与监测指标、分析数据相关的诊疗事件信息,针对诊疗事件有详细的分析和提取过程记录,同时提供与电子病历的链接,能够进一步查阅个案对应的详细诊疗信息。通过分层溯源的方式,为临床数据的可靠性提供良好的保障。

基于区域医疗整合统一的临床大数据,通过不同应用分析主题,区域医疗平台能够提供不同组织间、临床医务人员、不同病例人群间的监测指标、分析数据的对比。通过病例组成、分布、趋势等分析对比进行数据的展现。同时借助管理基线、历史数据基线、修订基线等多种基线分析方式对临床数据进行综合性的数据对比。帮助发现数据特征、发现潜在的分析模型。

基于区域医疗大数据可以建立医疗质量检测指标分析平台、临床绩效分析平台,在这两个平台中需要使用监测指标分析,而基于临床数据中心的智能分析引擎,按照临床事件逻辑建立的临床数据中心,在关键临床数据的驱动下,按照临床事件分析逻辑进行监测指标的智能分析。能够支撑在复杂临床逻辑下的指标分析与监测。同时能够支持按照不同证据等级的临床事件数据分析不同证据级别的临床指标监测。

在临床数据科研分析利用时,需要使用大量基于临床事件的相对时间进行研究,如发病时、出院前、手术后、某种治疗前的体征、症状等,这些都需要一个基于临床事件断面的设定。

单纯的自动分析仍然无法满足业务复杂度的需要,当自动分析缺乏来源临床事件支撑时,医院的业务人员可以手动录入个案或统计结果,按照不同时间维度进行数据录入,前端展现依赖于录入的数据,只展现存在的结果,录入时不需要校验数据的合理性和逻辑,前端展示结果直接展示后端录入数据,如果存在错误,可以通过修改功能进行数据修改,手动录入的统计结果可以进行修改和删除操作,删除时弹出警告框。系统提供两种手动录入方式,新增和导入,通过新增功能,可以增加一条个案或统计结果数据,导入功能可以一次导入多条个案。

基于面向服务的架构(SOA)的异构环境中的服务交互过程中,传统的交互方式如远程方法调用(remote method invocation, RMI)、公共对象请求代理体系结构(common object request broker architecture, CORBA)等远程过程调用(remote process call, RPC)技术受到同步通信、消息生命周期紧耦合的局限性,具体表现为:在同步通信方面,客户发出调用后,必须等待服务对象完成处理并返回结果后才能继续执行。在客户和服务对象的生命周期紧密耦合方面,客户进程和服务对象进程都必须正常运行;如果由于服务对象崩溃或者网络故障导致客户的请求不可达,客户会接收到异常。在点对点通信方面,客户的一次调用只发送给某个单独的目标对象。

以急性心肌梗死指标为例,其指标的具体内容包括:

(1) 到达医院后即刻使用阿司匹林(有禁忌者应给予氯吡格雷)。

(2) 实施左心室功能评价。

(3) 再灌注治疗[仅适用于 ST 抬高型心肌梗死(STEMI)]:① 到院 30 min 内实施溶栓治疗;② 到院 90 min 内实施经皮冠状动脉介入治疗(percutaneous coronary intervention, PCI)治疗;③ 需要急诊 PCI 患者,但本院无条件实施时,须转院。

(4) 到达医院后即刻使用 β 受体阻滞剂(无禁忌证者)。

(5) 住院期间使用阿司匹林、β 受体阻滞剂、血管紧张素转化酶抑制剂/血管紧张素受体抑制剂(ACEI/ARB)、他汀类药物有明示(无禁忌证者)。

(6) 出院时继续使用阿司匹林、β 受体阻滞剂、ACEI/ARB、他汀类药物有明示(无禁忌证者)。

(7) 为患者提供急性心肌梗死(acute myocardial infarction, AMI)健康教育。

(8) 平均住院日/住院费用。

急性心肌梗死指标平台功能包括:

(1) 急性心肌梗死概况展示以饼状图、趋势图等方式展现急性心肌梗死患者的入组情况和达标情况,医院管理用户可以查看此病种的概况。同时,系统提供取样病例数、入组病例数、排除病例数等相应的统计数值,并可提供详细的以患者为中心的病例集。医院管理用户可以通过此功能查看此病种患者的入组情况和查询每一个入组患者的详细情况。

(2) 急性心肌梗死指标体系展示有以下六项内容。

① 筛选条件:提供危重度、科室和医生的筛选条件,医院用户可以选择单一筛选条件或组合的筛选条件对此病种某一特定患者人群进行指标监控,如不选择筛选条件,系统默认当前的指标系统是此病种的全集。

② 入组病例:以图形的方式展示病种的取样病例分布,包括取样病例数、入组病例数、排除病例数,同时为医院用户提供这些病例数对应的患者个案集。提供病例入组趋势分析,按照统计时间段,包括年度、季度和月份对病例入组率的趋势进行分析及展示。

③ 监控指标:提供病种的监控指标体系,包括时效指标、符合类指标及预防类指标三大类内容。如入院的平均响应时间指标、用药禁忌评估率、实施入院危重程度评估比例、治愈比例、好转比例、死亡比例等。病种指标平台不仅提供各个监控指标的指标数值,同时对应着每个监控指标,提供病种的病例数、指标实际值、指标参考值、智能评测的指标是否合

格评测、病种病例分布的图形分析及展示。

④ 达标率情况：提供达标率的综合分析及图形式的展示，同时提供达标率与未达标率的数值。以图表的方式展现时效类指标、预后类指标、符合类指标、重要指标和次重要指标的达标率及未达标率的情况，使医院用户可以实时了解此种病种的各种指标的达标率。

⑤ 指标分析：提供全部指标分析展示、重要指标分析展示和按照医生进行对比的指标分析展示。指标分析提供病种的负责医师在对患者的医疗过程中的实际情况，主要是病种各个诊疗特征的完成情况。如入院首次心电检查延迟这项诊疗活动，医师在 0～100 min 内开展此检查的人数是多少，所占全部病种患者的比例是多少，在 101～200 min 内开展此检查的人数是多少，所占全部病种患者的比例是多少，以此类推，201～300 min 内、301～400 min 内、401～500 min 内、>500 min 及未使用的人数和比例的展现。医院用户通过指标分析这项功能可以实时了解医院病种所有医生负责的患者在进行此病种患者治疗过程中的医疗项目的完成情况及相应的各个医疗项目完成的质量情况。医院用户可以利用此分析模块对医院病种的治疗过程进行管理或改进。

⑥ 达标率分析：提供病种治疗质量达标率同比和环比的分析及展示。提供病种达标率分析图表，包括医师、日期、病例数、综合达标比例、时效指标达标率、预后指标达标率、符合指标达标率、重要指标达标率及次重要指标达标率等项目。医院用户可以利用这些项目的数值借助指标分析平台提供的同比及环比的分析工具对病种的达标率进行分析。提供达标率趋势分析功能，医院用户可以按照达标类型、统计的时间区间及对比医师自定义生成达标率趋势图。

借助监测平台对指标变化情况的多维度数据分析，帮助医院领导层、职能管理层、科室管理层、业务执行层的人员全面了解并掌握各层级所关注的临床医疗诊疗的质量指标的变化及趋势，实现对临床医疗质量与安全的全面改善，时时掌握、心中有数。医疗质量指标数据与趋势的掌握将能帮助医院对医疗质量保持清醒的认识，从而能够制定明确的改进目标。并通过持续改进，加强医院管理，提高医疗质量，保障医疗安全。

14.2.2　影像数据分析

医学影像是指为了医疗或医学研究，对人体或人体某部分，以非侵入方式取得内部组织影像的技术与处理过程，包括影像构成、撷取与储存的技术以及仪器设备的研究开发。医学影像数据主要来源于 CT 成像、磁共振成像、超声成像、核医学成像等。医学影像数据具有数据量大、数据类型复杂、规定保存时间长等特点。随着现代医学技术发展，医院的诊疗工作越来越多地依赖于现代化的检查结果。像 X 线检查、CT、B 超、胃镜、肠镜、血管造影等医学影像检查的应用也越来越普遍，随之而来的就是医学影像数据的海量增长。同时，医学影像数据通常需要保存很长时间。随着影像存储传输系统的发展与广泛应用,各大医院的各种医学影像数据已激增至数十乃至数百万亿字节。这个数量仍在快速增长,不久就可能突破千万亿字节级,对当前数据系统的存储和数据读写能力提出了巨大挑战。

由于在临床诊断和医学研究方面,对图像数据的分辨率和准确性都有着较高的要求,所以医学影像图像数据通常比一般的图像数据更大和更复杂[5]。来源于不同成像技术的图像数据之间差距极大,异构明显。医学影像信息的模式具有多态性,数据信息的多源性带来了其时序性和非时序性共存、数字型数据和非数字型数据共存的特点。医学影像信息的多模式特性是其有别于其他领域数据的最显著特性,也加大了医学影像数据的分析和处理的难度。

近年来,医学影像设备在临床的应用,呈现两大趋势。其一,各类影像设备应用日益普及;其二,患者单次检查所产生的影像数据量,呈几何级数增长。国家在医疗领域的投入,尤其是对基层医疗的支持,使得很多区县级医院,包括部分乡镇医院,都拥有能力配置各种数字化影像设备,包括 CT、MR、DP/R 和数字超声波等。这些影像设备的技术水平也在飞速提升。以 CT 为例,从传统的 4 排、16 排,到最新的 32 排和 64 排,一次 CT 扫描检查的数据量已经能超过数百兆。如何在同区域内跨医院的协同服务中,有效集成患者影像信息,实现海量影像数据的跨医院共享和交互,从而进一步以患者为中心组织和呈现包括影像在内的全息诊断信息,提供高品质的协同服务,已经成为区域医疗建设亟待解决的问题。

本节主要是选定多病种影像特征库这种具有典型代表作用的业务场景应用进行分析,在病种影像特征库的基础上实现医学影像数据的分析利用。从而引领区域卫生信息化发展。

首先以上海申康医院发展中心管理的 34 家三级医院的影像检查数据为基础(包括 X 线、CT、MRI、DSA、ECT、PET、SPECT、PET-CT、B 超、内镜等影像信息)建立区域医疗多病种的影像特征库,然后从中抽取部分符合规则的病例进行样本库制定,主要包括以下五项。

(1) 普通外科、消化内科:结直肠癌、胃癌、肝硬化、门脉高压。

(2) 心脏科、心脏外科:冠心病、主动脉瘤。

(3) 神经内科:脑卒中(含脑梗死、脑出血)。

(4) 骨科:骨肿瘤。

(5) 呼吸病学、胸外科:肺癌。

针对上述五类疾病,制定采集样本记录符合规则(表 14 - 1),分别从 PACS 中抽取 10 000 例以上检查,将符合规则的数据输入到资料库中。

同时 PACS 系统开放与资料库之间的数据接口,在医生完成影像诊断报告书写同时,将有价值的数据录入到对应的疾病分类中。

样本采集完成后,可以在资料库查询界面,通过时间、检查类型、性别、影像描述关键字、影像诊断关键字等查询特征病例的检查诊断记录和检查影像,供联网医院影像及相关

表 14 - 1　样本资料库影像检查记录符合规则

疾病名称	样本资料库建设拟所用影像检查人次数量（基础数据）	样本资料库影像检查记录需符合规则
结直肠癌、胃癌、肝硬化、门脉高压	10 000	影像学报告诊断结论包含字段：肠癌、肠腔占位、结肠占位、直肠占位，或采用组合字段-结肠＋占位、结肠＋癌、直肠＋占位、直肠＋癌。在影像学报告查询结果基础上再进行病理结果确认，组合字段-肠癌，结肠＋腺癌，结肠＋鳞癌，结肠＋未分化癌，结肠＋小细胞癌（即结肠＋"结肠癌病理亚型"）；组合字段-肠癌，直肠＋腺癌，直肠＋鳞癌，直肠＋未分化癌，直肠＋小细胞癌（即直肠＋"直肠癌病理亚型"）
冠心病、主动脉瘤	20 000	影像学报告诊断结论包含字段：冠心病、组合字段-冠状动脉＋狭窄。在影像学报告查询结果基础上再进行临床记录确认，在患者出院记录或死亡记录中包含字段：心肌梗死。 影像学报告诊断结论包含字段：主动脉夹层。在影像学报告查询结果上再进行临床记录确认，患者出院或死亡记录中包含字段：主动脉夹层
脑卒中（含脑梗死、脑出血）	10 000	影像学报告诊断结论中包含字段：脑＋梗死、脑＋出血、脑＋血肿。在影像学报告查询结果上再进行临床记录确认，患者出院记录或死亡记录中包含字段：脑＋梗死、脑＋出血
肺癌	10 000	影像学报告诊断结论中包含字段：肺癌、肺＋占位。在影像学报告查询结果上再进行病理报告确认，包含字段：肺＋癌

科室医生进行影像诊断参考、学习使用。

　　同时，可选取部分关键字段，如患者体征、初步诊断、检验指标等数据与影像描述内容进行大数据量分析，找出其中的规律，用于常见疾病阳性诊断，定期统计各家医院影像诊断阳性率，与临床诊断的阳性率做比较，分析诊断效率。

　　总体而言，在病种影像特征库的基础上能为医生学习诊断提供以下三方面的服务：

　　（1）系统能对医学影像进行纹理特征提取，并且将统计法和结构法有机地结合，建立影像特征库和与诊断报告相关联的索引。在此基础上，系统为医生提供医学影像特征搜索服务。

　　（2）根据用户输入的影像特征信息自动匹配特征库中的索引记录，找出相关的影像和诊断报告，为用户提供建议和参考。

　　（3）根据用户提供的影像自动匹配影像特征库中的记录，找出类似影像和诊断报告，为用户提供建议和参考。

　　在数字化系统较为普及的美国、日本、韩国等国家，数字化软读片训练已经成为医学生的必修课程。因此基于 PACS 系统的影像特征资料库，可以搭建稳定和大容量、高速的教学平台。实践证明，利用影像特征库可以节省 75％ 的影像医学教学准备时间，提高临床学习效率 40％左右。与传统型医院相比,采用影像特征库的医院影像专业住院医师培训周期缩短 3～6 个月,临床学科住院医师影像医学考核分值高 7％～16％,从而实现临床教学自主化,为临床不同层次教学提供有力支撑。

◇ **参** ◇ **考** ◇ **文** ◇ **献** ◇

[1] http://supplier. hc3i. cn/art/201309/26848. htm

[2] 李晓娥. 供电企业信息资源的整合[J]. 电力信息化,2005,3(4):64－66.

[3] 刘莘,王飞. 医学数据挖掘的现状分析[J]. 福建电脑,2010(5):62－62.

[4] 钱铭,黄耀明,张为民,等.“医院管理年”在医疗质量管理中的作用[J]. 中华现代医院管理杂志,2006,4(6):15－16.

[5] 刘雷. 大数据时代的生物医学[J]. 中国计算机学会通讯,2013,9(9):16－19.

第 15 章

健康物联中的大数据应用

潘 铮

15.1 健康物联数据解析

世界各国医疗卫生费用支出不断增长,医疗卫生费用在国内生产总值(gross domestic product,GDP)中所占的百分比不断增长,而且医疗保健支出增长快于整体经济增长,给财政带来了深重的负担[1]。世界卫生组织(WHO)的统计数据显示美国 2009 年的医疗支出占到其 GDP 的 17% 左右,其他国家(如加拿大、法国和德国等)也都呈现上升趋势[2],如图 15-1 所示。世界各国面对医疗保健支出上升趋势,都在寻求一种创新的、低成本高效益的方法来提供健康服务。健康物联应运而生,广大民众和医疗健康服务提供商越来越希望将健康物联融入全球医疗卫生系统。

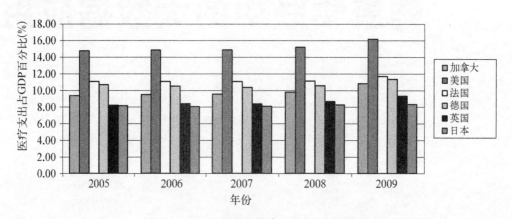

图 15-1 六个国家医疗支出占 GDP 百分比

在 2012 年 8 月 17 日"2012 中国卫生论坛"上,时任卫生部部长的陈竺发布了《"健康中国 2020"战略研究报告》。"健康中国 2020"目标是以全面维护和增进人民健康,提高健康公平,实现社会经济与人民健康协调发展。"健康中国 2020"指出"坚持以人为本,以社会需求为导向,把维护人民健康权益放在第一位,以全面促进人民健康,提高健康的公平性",强调"预防为主",实现医学模式的根本转变。

低成本高效的健康物联模式是提高健康的公平性和实现以"预防为主"医学模式的技术措施之一,健康信息化跨入健康物联时代。

移动通信技术、互联网技术和健康服务正在逐步走向融合,形成先进的健康物联服务。移动是指使用手机、平板计算机(pad)、个人数字助理(PDA)和其他移动终端,通过各种无线通信网络(包括移动无线网络和固定无线接入网等)接入到互联网中,进行话音、数据和视频等通信业务,实现交互式的健康服务。健康物联是移动、互联网和健康服务融合的产物,它继承和整合了"移动"随时、随地、随身和"互联网"分享、开放、互动的优势,将使健康服务从电脑延伸至手机、平板计算机和任何可移动终端上,实现医患沟通的飞跃。

健康物联是电子健康和远程医疗(telemedicine,telehealth)的新扩展,其目的是加强疾病管理和健康促进,使用户与健康服务者随时、随地、随身获得相关的健康信息(包括个人健康信息和医疗记录,健康评估,健康咨询,运动状况,健康跟踪和慢性疾病管理等)。

随着移动设备的迅速发展,患者和卫生保健服务者广泛使用移动计算设备,以获得最佳的健康信息和服务,保障信息服务的公平性,并将提高人们的健康水平。

因而,中国工程院院士、中国生物医学工程学会副理事长俞梦孙认为:利用物联网进行健康和疾病的管理,才能真正促进健康、消除疾病。

15.1.1 数据源和数据来源

健康管理是变被动的疾病治疗为主动的健康管理,达到节约医疗费用支出、维护健康的目的。如果说,谷歌眼镜(Google glass)带给人们的是一种提升生活品质的可选消费,在现代社会每个人都处于疾病的威胁之下,随着人们对自身健康的关注度提高,健康物联所承载的移动便携式医疗设备、可穿戴医疗设备有了更加广泛的需求基础,这些势必会成为将来必需的电子消费品。美国心血管权威专家托普(Eric J. Topol)在"无线医疗的未来"演讲中描绘着未来医疗,他指出,通过无线医疗可实现 10 类疾病的无线监测和管理,见表 15-1。

表 15-1 无线医疗的十大目标

疾 病 名 称	无线解决方案
老年痴呆症	监测生命体征、活动以及身体各项均衡
哮喘	检测花粉、空气质量、呼吸率来有效控制
乳腺癌	超声波自测,通过网络寻求治疗
慢性阻塞性肺病	监测一秒用力呼气量、空气质量、测氧
抑郁症	监测药物依从性、活动及交流情况
糖尿病	监测葡萄糖、糖化血红蛋白
心力衰竭	监测心脏压力、血流、体重和血压
高血压	可持续监测血压和跟踪药物依从性
肥胖症	监测体重、跟踪卡路里吸收量、消耗量和运动量
睡眠异常	监测睡眠质量、检测窒息、跟踪生命体征

人体佩戴或植入体内的生物传感器能够采集身体重要的生命体征信号（如温度、血糖、血压、血氧和心电信号等）、人体活动或状态信号以及人体所在环境、位置信息，这些信号传输到附近或随身携带的健康网关设备，经过处理，通过无线链路发送到后台服务中心，由专业医生提供服务，从而实现对生命体征状况的远程感知。

由生物传感器组成的健康物联设备是直接面向用户提供服务的基础设备。所面向的用户健康状况具有多种情况，包括慢性病患者、康复患者、高危人群、亚健康状态人群、老年人等，甚至用户会出现多种健康状态的重叠，健康物联设备必须能够满足对这些用户的健康监护要求，提供定制化的服务。所以健康监护设备必须具有开放的特性，能够面向不同的用户健康状况提供定制化的监护能力。而这些健康物联设备则形成了数据采集的来源。

近年来随着物联网技术的发展，国外厂商研发了大量移动设备用于更加便捷、更加广泛的远程医疗。便携式医疗电子设备市场发展迅速，包括血糖仪、数字血压计、血气分析仪、数字脉搏和心率监视器、数字温度计、怀孕测试仪、透皮给药系统、透析系统和氧浓缩器等。也已经有部分设备可以通过无线方式通过互联网连接到医院。由于医疗电子产品使用的技术越来越复杂，为了确保包括医护人员、病患本人以及最重要的家庭用户在内的每个人都能安全有效地使用这些产品，需要保证产品的小尺寸、低功率、低成本、高可靠性、长寿命和高安全性。

为了扩大保健医疗市场，以美国英特尔为中心于 2006 年 6 月设立的非营利团体"康体佳健康联盟"（Continua Health Alliance）中，有非常多的电子厂商加盟，包括三星电子、芬兰诺基亚、美国 IBM、美国摩托罗拉、荷兰皇家飞利浦电子（Royal Philips Electronics）、美国德州仪器（Texas Instruments）、夏普以及松下电器产业等。康体佳健康联盟活动的中心，是旨在确保健康设备相互连接性的措施。家庭用的体重计（身体组成计）、血压计以及计步器之类的健康设备，此前以设备单独使用的情况居多，几乎从不与其他健康设备及电子设备联动。康体佳健康联盟正力图大大改变这一状况。他们打算推出一种多台健康设备之间或者健康设备与电子设备之间、即使是不同厂商的设备也能相互合作，并可将测定的数据接入网络的机制，即"互联健康设备"。

2013～2014 年，三星和苹果等公司利用其在消费电子产品上的优势，在可穿戴设备上积极加入远程医疗的元素，开展这方面的研究，使得健康物联、可穿戴等概念非常火热。

市场研究公司 ABI Research 的最新数据显示，与健康有关领域的产品具有广阔的发展空间。2011 年应用到医疗电子领域的无线可穿戴健康传感器只有 2 077 万台；2013 年，这个数量冲破了 3 000 万；而在未来 5 年内，此类设备将会增长到 1.695 亿台。

市场研究公司 Transparency Market Research 进一步指出，与其他可穿戴设备相比，医疗将会是其最具前景的应用领域，其次则是健身和信息娱乐行业。尽管现下谷歌眼镜、智能手表等可穿戴的信息娱乐产品十分火热，但它们仍处在样机或概念阶段，更多切实应用还是在医疗健康和运动健身方面。

随着与国际接轨的步伐加快，中国的可穿戴便携移动医疗设备的发展市场也相当可观。据艾媒咨询介绍,2012 年,我国可穿戴便携移动医疗设备市场规模达到 4.2 亿元;到 2017 年时,该市场规模将接近 50 亿元。如此庞大的数据背后,既反映了个人医疗健康市场的广阔前景,更反映了在大数据技术支持下,"量化自我"观念也开始慢慢被国人所接受。

依据需求及市场定位的不同,健康物联设备可划分为:功能型移动健康采集终端(简称健康采集终端)、移动健康应用终端(简称健康应用终端),复合型移动健康终端(简称复合健康终端)和智能型移动健康终端(简称智能健康终端)[3]。

1) 健康采集终端

健康采集终端是具有通信功能而专注于采集一种或几种体征数据的终端。

健康采集终端是具备无线通信功能的专用健康信息采集设备,具有相对固定的功能和较低的运行环境要求。它的软硬件系统较为简单,更多地使用嵌入式芯片及嵌入式操作系统,因此其成本低、功耗小,通过传感器实时采集人体的各种生理数据,并将数据上传存储。

常见的健康采集终端主要有带 WiFi、GPRS、3G 等模块的血压终端、心电图终端和体重终端等。健康采集终端还刚刚起步,市场上成熟的产品不多,但可以预测在未来移动健康监护中将得到广泛应用,并将影响移动健康的发展。

2) 健康应用终端

健康应用终端是在智能手机和平板计算机上安装了健康应用软件的终端。

智能手机及平板计算机采用基于精简指令集计算机(reduced instruction set computer, RISC) 的 ARM 架构,在保持性能的同时降低了功耗,加上高配置、触摸屏、摄像头、大屏幕等硬件,已经成为名副其实的掌上计算机。

智能手机和平板计算机加载了开放的应用程序接口(API),使健康应用能够更好地与操作系统及底层硬件整合,提供第三方健康服务应用,性能表现尤为出色。

通过健康应用终端可以在健康网站上挂号、药品查询、疾病咨询、获取各种健康服务信息、存储健康信息和健康管理等,从而方便了人们看病就医。由于目前应用的软件大部分是免费的,健康应用终端投资较少,因而得到较广泛的应用。但是医院缺乏体征数据的采集,其主要功能和互联网健康重叠,其应用也受到一定的限制。成也萧何败也萧何,正因为缺乏经济利益驱动,成功的案例不够多。

3) 复合健康终端

复合健康终端是数据采集器和健康应用终端的组合。

数据采集器采集体征数据,通过有线或无线将数据传输到健康应用终端,由健康应用终端将数据传输到健康云,进行存储和处理等。复合健康终端集成了健康数据采集和健康应用功能。由于复合健康终端是在用户熟悉的智能手机基础上加载应用程序,仅需增加数据采集器,就能实现健康监测,不仅功能强劲,而且扩展成本较低,受到年轻一代的青睐,成为目前市场的热点之一。但是年轻一代需求不突出,仅作为一种高科技的时尚应用。

目前,复合健康终端的相关产品较多,典型的应用如智能手机通过 USB 或蓝牙与数据采集器组成复合健康终端,如 iPhone 和 iPad 和血压计组成复合血压终端等。

4）智能健康终端

智能健康终端是复合健康终端的一体化健康终端。

世界人口正快速老龄化,2000~2050 年之间,全世界 60 岁以上人口的占比将翻倍,从 11％增长至 22％。预计在同一时期内,60 岁及以上老人的绝对数量将从 6.05 亿增长到 20 亿。我国的人口已面临老龄化的巨大挑战,老年患者多以慢性病为主,病程长,恢复慢,护理量大,居家护理是满足老年人健康需求的有效途径。

中老年人的医疗保健需求旺盛,健康服务量大,因为智能手机操作相对复杂,使用智能手机较少。因此,让中老年人直接使用复合健康终端有一定的困难。他们需要操作简单方便的一体化健康终端。一体化的智能健康终端是既具有健康采集的功能,又具有健康应用功能的专用健康终端,为老年人自我健康管理和健康监测提供了便利。

智能健康终端的成本比复合健康终端高(增加了手机部分的成本)。但是,随着人们生活水平的提高,在经济条件许可的情况下,中老年人更乐意使用智能健康终端。目前市场上智能健康终端产品少见,但是有广阔的发展前景。

15.1.2　常见数据类型及其处理

通过健康物联设备的数据采集和健康相关的应用记录,其常见的数据类型主要包括以下两类。

1）生理体征日志类数据

其特点是通过专用级医疗设备(也有部分家用保健类设备),可直接采集的数据主要为生理体征类数据,包括心电、血压、心率、血糖、血氧、体温、睡眠等数据。

生理体征数据的采集使医生能够远程了解人们的健康水平和慢病控制情况,及时干预从而保障人们的健康。

2）运动及睡眠监测类数据

其特点是通过电子消费类设备,如美国 UP™ by Jawbone® 及 Fitbit 等手环,是穿戴式设备与智能手机应用程序相结合的产品,国内目前也有多类相似设备,可跟踪人的活动和睡眠状况,并激励人们多运动、改善睡眠和饮食状况。通过与应用程序结合使用,可跟踪佩戴者的步数、距离、消耗的热量、步幅、强度级别、活动和非活动时间、GPS 路线及更多信息。给手环设置程序,以便在长时间不运动时通过振动来提醒开始运动,可以控制时间间隔和时间段。将手环调至睡眠模式,还自动跟踪佩戴者的睡眠时间、深睡眠和浅睡眠、起床时间及总体睡眠质量。

通过对以上数据的采集、处理,可以很好地解决健康管理遇到的困难和问题,实现数字化健康管理(智能化远程医疗)。智能化远程医疗为患者提供实时动态健康管理服务,为医生提供实时动态的医疗服务平台,为卫生管理者提供健康档案实时的动态数据,并将三方有机结合在一起。它是一种闭合的循环系统,由三部分组成。一是自我健康管理(健康教育、健康记录等)；二是健康监测(包括健康指标检测,如血压、血糖、血氧、心电等,智能健康预警,查看居民健康档案,查看健康常识与健康指导等)；三是远程医疗协助(包括用药指导、膳食指导、运动指导、慢性病例等)。它们相互作用,环环相扣,保证了对个体健康的全程监控。

全程监控的实现在数字化健康的管理理念及原则中体现得淋漓尽致。一是细粒度,就是针对不同人群提供个性化的健康解决方案；二是新概念,它使专业医疗走进家庭,干预潜在健康危机,由被动治疗转为主动健康管理；三是全方位,通过体检、评估、预防、干预、咨询等多种方式对民众的健康进行全面管理；四是多途径,通过网站、电话、邮件、语音、视频、现场等多种形式实现与全科医生、医疗专家的无缝沟通；五是全周期,即贯穿终身的健康档案及各项健康管理服务；六是高科技,利用远程家庭健康设备和领先的 IT 技术,使人足不出户享受专业医疗健康服务；七是高品质,智慧医疗是物联网研究的重要领域,它利用传感器等信息识别技术,通过无线网络实现患者与医务人员、医疗机构、医疗设备间的互动。

感知健康服务模式是智慧医疗的一个缩影。首先选定目标客户,通过健康体验和远程监控等手段全面搜集健康信息,建立健康档案。其次对健康档案进行健康评估和风险预测,如果监测结果是健康群体,那继而对其进行健康维护；如果是疾病风险族则进行健康促进方面的教育；如果是疾病群体,则组织就医服务。三是根据监测的不同结果,采取健康监测、再评估、干预、健康跟踪、预警、教育、自主管理等方式进行健康服务。最后,当检测、干预等过程结束后进行健康档案的更新与管理。

理想的健康医疗模式应以人为中心,满足不同人的不同层次的医疗卫生健康需求,以健康管理为抓手,实现"预防为主、防治结合"和"小病在社区,大病在医院,康复回社区",从而使医疗资源有效利用,提高服务水平,缓解"看病难,看病贵"的问题,相信健康物联网的利用定会让人们越来越靠近这个目标。

15.2 健康物联的典型应用

15.2.1 个人健康管理

2012 年 5 月,卫生部(现卫生计生委)出台《中国慢性病防治工作规划(2012~2015 年)》显示：我国慢性疾病以"井喷"态势发展,已达 2.6 亿人。原卫生部部长陈竺指出,其实有80%的心脑血管疾病、糖尿病、卒中,以及 40%的癌症都是可以预防的。中国保健协会食物营养专委会孙树侠会长指出：慢性病和亚健康的防治需改变生活方式,而健康的生活方式必须通过健康管理来完成。

另据中新社北京的一项抽样调查结果,有 15.7%的中国城市居民对私人医生或社区全科(家庭)医生有需求,需求者每人每年所能承受的最大费用平均为 933 元。

《中国医药报》和北京美兰德医药信息咨询有限公司联合开展的"医疗改革对医药卫生行业及消费者影响"的系列调查结果也表明,有 22% 的被调查者每年请私人或社区全科(家庭)医生所能承受的最大费用是 200~400 元;有 21.7% 的被调查者能承受 1 000~2 000元;有 3% 能承受 4 000~10 000 元。

2011 年,上海市发展和改革委员会调研显示,按照上海市高端收入人群人均医疗消费金额估算,目前上海高端医疗潜在的市场规模在 110 亿左右。但是,上海市卫生部有关领导认为,上述预估是保守甚至不全面的,预计到 2015 年,上海高端医疗市场将接近 165 亿~185 亿元,考虑到长三角和国内其他地区来沪就医的高收入人群,市场容量将会超过 300亿。据国内多家主流保险机构高端医疗负责人的预测,全国每年有 3 000 万~4 000 万人有高端医疗服务的需求。

以上这些信息表明,面向个人的个性化健康管理的市场机会巨大,通过健康管理中心等民营医疗机构的设立,提倡以健康管理、疾病预防为目标,对社会特需人群提供线上线下结合的全过程的健康管理服务,已成为逐渐兴起的一股潮流。

面向个人的个性化健康管理模式为关注健康、愿意为健康投资的中高端用户,提供个性化的、全程的健康管理服务。通过线上平台与线下医疗资源的充分结合,线上用户可以在各种营销网站上购买健康服务产品、获取健康信息、管理个人电子健康档案,线下的健康管理中心向用户提供个性化的健康管理、健康咨询、基本门诊医疗等服务,让健康管理走到每一个人身边,形成了自己有私人医生,有需要能找得到专家的一个时代。

面向个人的个性化健康管理模式通过对个人身心健康的危险因素进行全面监测、分析、评估,能有效地预测个人在将来几年内患各种慢性病的概率,从而确定个人处于"健康""亚健康""高危"以及"患病"的状态。对于处于"健康"的个人,并提供进一步保持健康生活方式的各种相关建议。对于处于"亚健康""高危"以及"患病"的个人,将分析个人身心健康的危险因素,并确定所有相关的危险因素,在此基础上提供相应的健康改善计划,帮助个人改善其不健康生活方式,降低其危险因素,从而有效地控制疾病并改善自己的健康。

该模式一般以会员制体现,向用户提供高端的健康服务,帮助预防疾病、提高健康水平。从会员体检开始,为会员做出专业的身体状况评估、制定系统化的健康促进方案,并提醒、指导会员按照方案,有计划、有步骤地提高整体健康状况。对于患有慢性疾病的会员,健康管理中心着力于疾病的治疗与管理,以预防和减少疾病并发症的发生和发展,提高会员的生活质量。通过聘请医疗专家在国际化的诊所为会员提供一流的医疗服务,并派专人负责提供预约就诊服务。精湛的医疗技术和国际化的医疗服务,让会员在医疗中真正感受到人性的尊严。同时,健康管理中心致力于高危与亚健康会员的健康管理,以预防和减少疾病的发生和发展,提高会员的整体健康状况。健康专家需每天阅读会员的健康日志,了解会员的健康信息反馈并给予互动指导,真正做到全程管理会员的健康。

随着技术的发展,新的健康管理模式改变了过去人们只能前往医院、社区"看病"的传统就医和保健模式。无论在家里还是在路上,人们都能够随时获得有关的健康信息和医师的健康管理建议。由于移动通信技术的加入,健康服务不仅将节省大量用于挂号、排队等时间和成本,并将引导人们养成良好的生活习惯,变治病为防病,变被动治疗为主动保健。

现代移动设备(如手机,平板计算机等)、智能健康终端(设备)、先进的多媒体通信和移动互联网的结合为个人提供了高度个性化、便捷和廉价的健康服务新途径,既提高健康服务水平,又降低了服务的成本。

在全球范围内,移动通信技术已与健康行业紧密结合,广阔的应用前景已成为国际共识。健康物联将取代互联网成为医患之间的最佳联络工具,将为健康服务带来革命性的改观。健康物联使健康管理融入大众的日常生活,将全面拓展人们看病、治病和康复的思维,使传统的治疗模式向"预防为主"保健模式转变,健康服务跨入健康物联的新时代。

未来的移动健康将向民众提供一体化、便捷化、智能化、个性化的健康服务,让健康服务"随手可得"。

目前,包括爱康国宾、美年大健康、慈铭体检在内的,原来以体检业务为主的公司,逐步关注客户体检后的干预情况,开始考虑为其提供个性化健康管理服务。而原为 IT 公司的万达信息、东软集团,也从信息化的领域,结合原有的政府卫生信息平台基础,转型为关注个人健康管理的解决方案提供商。企业的尝试与探索,也为健康物联技术和医疗大数据的储备,带来了一定的契机。

15.2.2 第三方卫生服务

基本公共卫生服务,是指由疾病预防控制机构、城市社区卫生服务中心、乡镇卫生院等城乡基本医疗卫生机构向全体居民提供公共卫生服务,是公益性的公共卫生干预措施,主要起疾病预防控制作用。目前,上海市基本公共卫生服务项目有 11 大类 42 小项服务内容。

为了为居民提供更加智能、更为贴近的公共卫生服务,由企业建设的、以现代物联网技术为基础运营的健康服务平台,重点面向社区、家庭的居民提供远程健康监护、健康管理等服务,也是目前政府所提倡的第三方公共卫生服务。通过汇集公共医疗服务资源,如社区医院、各级医疗机构、各级卫生计生委、疾控中心、医联、医保部门、民政部门、老干部局等,重构以慢性病患者为中心的医疗服务提供体系,为社区全科医生和居民架起实时监测和沟通的桥梁,改变"求医问药"的传统医疗服务模式。

该健康管理信息服务与基本公共卫生项目有效对接,符合其中的 4 大类 9 小项服务内容。其通过在公共服务区域(如社区卫生服务中心、社区卫生服务站点、社区居委会、居民公共事务受理中心)等地投放健康管理物联网终端设备,实现对居民基本健康体征指标信息的采集与上传,自动推送至区域卫生信息平台和市级医院平台,同时与社区医生(家庭医生)建立连接。借助万达全程健康管理服务信息平台提供远程健康信息服务,实现"居民预检—异常预警—临床参考—医生管理"的整理流程,有效补充居民电子健康档案、提升高血压和糖尿病患者慢性病管理水平、提高老年人健康管理覆盖面。从而提升基本公共卫生服务均等化的服务途径和社区基本公共卫生的服务质量与服务效率。

其服务流程如下(图 15-2)。

(1) 健康物联设备对居民基本健康体征指标信息的采集,自动上传至健康管理信息平台。

(2) 健康管理信息平台与政府建立的卫生信息平台对接,以补充居民的健康管理档案,为医生提供临床参考。

(3) 异常体征向居民个人、居民家属或社区医生(或家庭医生)发出预警短信提示。

(4) 社区医生(或家庭医生)可以登录健康管理工作站查阅居民的体征测量数据,辅助临床参考,并给出健康指导建议。

(5) 社区医生(或家庭医生)的健康指导建议自动推送至居民个人、居民家属的手机上。

(6) 居民个人、居民家属也可以登录网站、APP 查阅个人的健康数据及社区医生(或家庭医生)的健康指导建议。

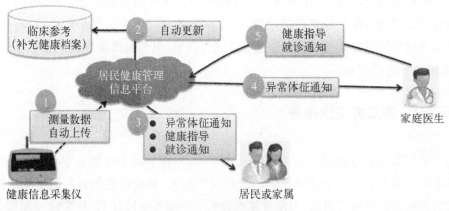

图 15-2　健康物联的示意

通过该模式,可实现以下三方面的效益:

(1) 提高了对慢性病的识别率、控制率,降低了慢性病的发生率,延缓了慢病的发展进程,提升居民的健康质量。

(2) 改进了慢病管理的工作方式,提高效率,降低了家庭医生无效工作量,提高工作效率,提升医疗保健质量,确保相关卫生工作体系高效运行。

(3) 通过健康信息预警管理,降低疾病发生或危急风险,减少政府医保和个人医疗外费用支出。

目前该服务模式已经在上海市及外省市多个城市的社区投入运营,覆盖并服务的居民的总量达 300 余万人。

对于第三方服务的模式,在体制方面尚有较多的政策需要突破:

(1) 引入第三方健康管理信息服务机构　信息化时代,社会在各行各业孕育的深刻变革。要从整体上改变国民的健康观念,认识到医疗消费首先是一种信息消费。充分利用信息通信技术,共享有限的医疗信息资源,以患者(而不是以医院或行业管理)为导向,促进医疗行业的市场化、信息化双重变革。受制于我国的医疗卫生信息化现状,当前居民的大量医疗数据大都存储在政府主导下或参与下的信息化平台。因此,有专家认为,目前影响医疗云"大数据"产业发展的最大障碍来自政府。政府主管机构需要从根本上提高医疗产业的开放度,敢于打破医疗垄断的壁垒,建立以"运用卫生信息化创新公众服务模式"的服务理念,引入第三方健康管理信息服务机构。使政府从垄断和保密数据的历史惯性思维方式中解脱出来,在确保隐私、机密和国家安全的前提下,由政府主导开放数据,降低公众获取和利用政府数据资源难度和成本,是医疗云大数据时代开启的关键。

(2)建立居民健康自我管理数据补充至政府建立的居民健康档案准则 通过健康物联设备采集的居民日常健康自我管理数据,辅助医生提供临床参考服务,有力支撑了远程健康管理服务的落地应用。医生可以通过对患者的体征调阅,以监测患者体征变化趋势,更好地为患者提供诊疗服务。但是各地都没有出台相关的居民健康自我管理档案信息化建设规范,居民日常健康自我管理档案进入政府建立的居民健康档案扩展信息平台遇到瓶颈。需要推进建立居民健康自我管理数据补充居民健康档案的准入规则,以更好地发挥居民日常健康自我管理数据的应用价值。

(3)建立配套的慢病管理制度和绩效考核制度 全科(家庭)医生作为执行社区日常医疗保健服务的职业工作人员,是居民健康管理及疾病预防的基层守门人。建立"全科(家庭)医生制度改革的评价和激励机制",明确家庭医生详细服务流程、服务内容、收费模式,考惩体系、服务监督体系。同时,可以通过第三方健康信息服务机构提供的监护日志、服务评价等绩效数据,有效地进行对全科(家庭)医生的绩效考核,调动医生服务的工作积极性。

(4)建立远程/移动医疗法规和责任认定 远程/移动医疗使得从传统的"治疗性服务"转换为"预诊性服务"成为可能,但是目前我国还没有制定和颁布远程/移动医疗的相关法律法规。是否具备健全、配套的法律、法规,对我国远程医疗服务能否长期顺利开展至关重要。在现阶段,远程医疗双方进行信息传输和电信运营商之间还没有任何法律手段制约,一旦出现问题,如信息传输中的失误、资料不全或资料本身的失误、咨询诊断的失误导致误诊、漏诊,计算机病毒或"黑客"突然攻击等造成患者病情及病历隐私的泄漏时,责任还没有具体的人来承担,这种由于网络的不确定性带来的远程医疗事故将比传统的医疗纠纷更难处理,因此远程医疗的深入开展急需相应配套的法律和法规。

需要网络、医学及法律方面的专家共同参与,前瞻性地做好有关法律问题的研究和法规的制定,明确医疗责任,保护患者隐私权,为处理远程医疗纠纷提供法律依据,将医疗风险减少到最小,促进产业依法有序的发展。

◇参◇考◇文◇献◇

[1] http://kff. org/health-costs/issue-brief/snapshots-health-care-spending-in-the-united-states-selected-oecd-countries/

[2] http://www. eeword. com. cn/medical_electronics/2012/0517/article_2876. html

[3] 姚志洪. 跨入移动健康时代[J]. 中国医疗器械信息,2013,18(11):1 - 7.

第 16 章

医疗大数据的未来展望

于广军

医疗大数据的未来，影响着医疗行业的未来，大数据是决定着医疗能否真的变得智慧的重要因素之一。本章作为本书的终篇，笔者将在此讨论这个备受关注的话题。

这一话题目前已经有了很多讨论版本，例如：

2012 年 2 月，《中国计算机报》上有一篇关于讨论医疗大数据的文章，其认为医疗行业大数据应用大致有 5 类和 15 个场景，5 类分别是临床操作、付款和定价、研发、新的商业模式、公共健康；这 15 个场景分别是比较效果研究（comparative effectiveness research, CER）、临床决策支持系统、医疗数据透明度、远程患者监控、患者档案的先进性分析、自动化系统、基于卫生经济学和疗效研究的定价计划、预测建模、提高临床试验涉及的统计工具和算法、临床实验数据分析、个性化治疗、疾病模式分析、汇总患者的临床记录和医疗保险数据集、网络平台和社区、公众健康。

2012 年 11 月，在英特尔主办、中国医院协会信息管理专业委员会参与的昆明"智慧医疗数据服务技术研讨会"上，英特尔全球医疗行业总监里克·克诺森（Rick Cnossen）分析了医疗行业的未来 4 个发展阶段和 10 个应用角度，分别是：第一阶段"互联互通"，第二阶段"医疗协同"，第三阶段"智慧医疗"，第四阶段"基于基因检测等高科技的个性化医疗"；以及应用一"药品研发"，应用二"临床数据对比"，应用三"临床决策支持"，应用四"实时统计分析"，应用五"远程患者数据分析"，应用六"人口统计学分析"，应用七"就诊行为分析"，应用八"基本药物临床应用分析"，应用九"新农合基金数据分析"，应用十"新的服务模式"。

对照这两个版本可以看到，这些表述基本是大同小异的，有些诸如个性化治疗等是比较能达成共识的，但在内容上表述较为繁杂，而且有的已正在实施推进。笔者认为，医疗大数据的未来有两个，一是社会化医学，一是个性化医疗。

16.1　社会化医学

曾任美国克利夫兰医学中心（Cleveland Clinic）心血管科主任的美国心脏病学家埃里克·托普（Eric Topol），新近出版了一本称为《颠覆医疗》的书[1]，在此书中他认为：互联网的沉浸式和参与式文化培育了消费者，"每 10 个美国人中就有超过 8 位在网络上查询与健康相关的问题"，甚至有的"患者会带着一系列摘自网络的医学问题"去访问医生，对自身病情、疾病和药物的知悉程度较过去高出许多，与此同时，医生的权威性大幅度降低。由此可见，这就是未来的趋势——社会化医学。

应当看到，这种社会化医学面对的已不仅仅是医生和患者了，除了医疗行业本身之外，还会引起政务、教育、商业等各个领域的变革,并且这种进步可能会深刻改变人们的生活方式。

16.1.1 政务

在政务领域,社会化医学可能在 3 个方面有所建树,分别是医疗相关数据发布、国民健康生活引导和医疗保险欺诈防范。

1) 发布医疗相关数据

定期公布数据是政府行使行政职能手段之一,这些数据诸如涉及国民经济、社会发展和民生问题等各方面的变动状况。提高医疗过程数据的透明度,能使医疗机构及其从业者的绩效更透明,直接精简业务流程、降低医疗成本,间接提高医疗或护理服务的质量,从而为医疗服务机构带来额外的业绩增长潜力、为患者带来更好的体验,进而改善医患关系。

目前,美国疾病控制与预防中心与医疗保险和医疗救助服务中心(Centers for Medicare and Medicaid Services)正在测试根据医疗服务提供方设置的操作和绩效数据集创建可视化的流程图和仪表盘,并将其作为建设主动、透明、开放、协作型政府的一部分,进行公开发布。

2) 引导国民健康生活

从覆盖全国的患者健康档案中进行疾病模式分析,能够确定哪些人是某类疾病的易感人群,举例来说,可以帮助识别哪些患者有患高血压、糖尿病或其他慢性疾病的风险,使这些人群尽早接受预防性保健方案,以此了解国民的健康状况、引导良好的生活方式。

从覆盖全国的患者电子病历数据库中快速检测传染病,通过集成疾病监测和响应程序进行快速干预,通过提供准确和及时的公众健康咨询,大幅提高公众健康风险意识,同时降低传染病感染风险。

3) 防范医疗保险欺诈

全球各国的医疗保险均面临各类欺诈与滥用问题;在我国,这些问题主要是大处方、人情方、检查比例高和医保卡重复使用等。据业内人士评估,每年有 2%～4% 的医疗索赔是欺诈性的或不合理的,所以检测索赔欺诈具有很大经济意义,另外由于原始数据的存在使得欺诈是可追溯的。

目前已经有很多方法应对,如索赔分类(即区分索赔是非法还是合法),这种方法已被美国保健财务管理局用于医疗索赔检测[2];又如,数据挖掘技术针对医保索赔、医疗处方、临床试验、合格证明、呼叫中心、电子病历或护理操作等数据,主要是使用异常检测(deviation detection)、特异群组挖掘(peculiarity group mining)[3]和少类挖掘(rare category mining)[4]等。

16.1.2 教育

社会化医学用于教育内容很宽泛,按照受教育对象的不同,大致有民众和医疗从业人员两种。

以医疗从业人员为教育对象的,当前有美国蓝十字与蓝盾协会正与大数据供应商NANTHEALTH 合作部署 Teradata 临床分析平台等,建立"不间断学习中心"来提高临床护理质量;其他还有,如专门提供心脏电流活动交互式建模的 VisibleEP,教学内容包括改变导管位置、控制心电图描绘和提供额外的刺激和消融等,这既涉及教育,也涉及商机。需要特别指出的是,这种教育在我国对于以经验教学为主的中医学大有裨益。

以民众为教育对象的,除了应答式自我学习所能使用的各种搜索引擎外,主要是一些健康信息网站,主要包括:各种慢性病学会的网站,如 healthnil. gov、cancer. net、healthfinder. gov、intelihealth. com、mayoclinic. org 等;提供与制药行业互动的保健网站,如 WebMD. com 等;一些致力于资助罕见疾病的社交媒体,如淋巴管平滑肌增多症、亨廷顿舞蹈症等,著名的有 PatientsLikeMe. com、crohnology. com 等。然而,这些网站存在的问题是尽管提供的信息很好,但是没有引导作用且不是最新的,如在美国癌症学会的网站上,相对低频率的数据更新无法找到新型癌症治疗显著进展,也不能针对某个患者的具体疾病状况进行引导式查询。所以,未来大数据技术将着力于按照需求和偏好更精准地推送健康资讯。

16.1.3 商业

在商业领域,医学的显性商业价值一贯是高成长与高回报的,所以社会化医学会带来包括但并不限于以下 3 个方面内容。

1) 健康资讯服务

这种推送的内容很多。例如,季节交替时期的传染病、流行病预报;气象要素可能引起人体的生理变化预警,如对人的内分泌、血液理化状态、大脑皮质活动、心血管、电解质平衡、肝脾胰脏或生殖器官等生理功能的影响,或与免疫学的关系等;其他的还有与花粉传播、紫外线强度等有关的关节炎、传染病、眼病、高山病、牙病、糖尿病、胃溃疡、老年病指数等。又如,终结健康谣言、发布医疗原理信息,其他还有涉及中医养生和饮食健康等。再如,针对某类疾病的易感、已患人群,进行专业医疗指导等。

2) 医药产品数据营销

帮助生物医药产业的企业,如制药行业企业,进行数据分析。例如,受众分类,从用户兴趣、行为或表现等方面进行综合考量,聚合不同受众的群体行为分析并实现消费路径跟踪,选择适当时机向其推荐相关的商品。又如,定制生产,现有的应用是利用搜索引擎,对某个地区或某个季节搜索关键字的频率来定制药品。另外,制药公司还能参与治疗风险分担,如基于治疗效果制定定价策略,有利于医疗机构控制成本支出、有利于患者以合理的价格获得新药、有利于医药产品公司获得更高的市场准入可能性和高收益。

3) 新药研发

在新药研发阶段,通过数据建模和分析,能确定最有效率的投入产出比,配备最佳资源组合,如暂缓研究次优的药物,或者停止在次优药物上昂贵的临床试验。同时,基于药物临床试验阶段之前的数据集及早期临床阶段的数据集,能尽可能及时地得到结果,这些包括产品的安全性、有效性、潜在的副作用和整体的试验结果等。例如,进行关联分析,某个临床试药组病患在后续一定时期内的用药问诊状况等所呈现的新药代谢、毒理或不良反应等状况。特别地,这能将原来一般新药从研发到推向市场的时间提早 3～5 年。

16.2 个性化医疗

个性化医疗(personalizedmedicine),是指以个人基因组数据为基础,结合蛋白质组和代谢组等相关内环境数据,考察遗传变异、对特定疾病的易感性和对特殊药物的反应的关系,为患者量身设计出最佳治疗方案,以期达到治疗效果最大化和副作用最小化的定制医疗模式。

托普在他的《颠覆医疗》里面举了一个切身感受的例子,他说:在 2002 年曾亲历过一个"个性化医疗"事件,事件涉及一名患有成胶质细胞脑瘤的亿万富翁,这种病症的病情特征是预后极差,大多数人在被确诊后存活期一般不超过一年,由于这位患者非常有钱,他利用自己的资源把国际上所有的医学权威都召集在一起召开了一场顶尖峰会,以选择合适的实验方法延长其预期寿命,最终尝试了很多新方法推迟了死亡。可见在过去,个性化医疗是昂贵和少数的。

传统医疗模式通常是一个被动的处理方式,即在已经出现的症状和体征后开始治疗或用药,以患者的临床症状和体征,结合性别、年龄、身高、体重、家族疾病史、实验室和影像学评估等确定药物和使用剂量。

从理论上讲,个性化医疗是针对疾病本身发病机制个性化的必然要求。对特异病原引起的传染性疾病,最有效的治疗方式是疫苗和特异性抗生素的大众化治疗模式,在这方面,现代医学已经取得了非常辉煌的成绩,如把天花的传染从人类中完全排除。但是,随之而来的是更为复杂的人类自身多样性,以及其所产生的相似疾病表现。在数十年前的人类基因组计划的诱人"馅饼"就是只要人类基因全序列清楚,医生就能按照患者个人的基因序列有针对性地开展个性化医疗。当然,这种愿望没有马上实现。不过个性化医疗的理念仍然非常值得肯定。

很多情况下,患者用同样的诊疗方案但是疗效却不一样,部分原因是遗传变异。以长远来看,个性化医疗能改善医疗保健效果,通过更精确的诊断,预测潜在疾病的风险,提供更有效、更有针对性的治疗,比"治已病"更节约治疗成本。例如,在患者发生疾病症状前,就提供早期的检测和诊断;又如,针对不同的患者采取不同的诊疗方案,或者根据患者的实际情况调整药物剂量,可以减少副作用。

实施个性化医疗,首先针对特定疾病亚群进行分类,然后根据这些亚群的特异性发病机制进行药物开发,最终对这些亚群患者进行针对性治疗。这些涉及医学、生物、环境、社会和心理等诸多因素,传统的数据分析技术会遭遇瓶颈,很难以开展针对性研究,故而引发了大数据技术的介入。

在现有研究中,通过对医疗大数据的分析与利用,可完善个性化医疗。较著名的是德国默克公司正与 Regenstrief 研究院一起实施的个性化医疗项目。考察遗传变异、对特定疾病的易感性和对特殊药物的反应三者之间的关系,然后在药物研发和用药过程中考虑个人的遗传变异因素。针对不同的患者采取不同的诊疗方案,或者根据患者的实际情况调整药物剂量,可以减少副作用。与个性化医疗相关的研究包括生物基因组序列、基于基因的新药研发、个人健康信息管理等 3 方面的工作。

对基于基因的新药研发,由于大部分药品都是与其目标蛋白质相互作用并调节蛋白质生物功能的小化合物,因此在基于基因原理的药品研发中,分析小化合物与蛋白质之间的相互作用是一个必不可少的重要部分。由于目前在可用的分子数据库中存有大量的各种复合蛋白相互作用的信息,所以急需能够帮助人们更好地利用这些数据库查询到大量功能性复合蛋白的有力方法。Tabei 等人提出了在数据库中对关于二进制指纹和真实特征值的复合蛋白进行高效相似性搜索的简明区间分割树算法(succinct interval-splitting tree algorithm,SITA)。该算法通过将区间分割树以及小波树结合在一起的方法,获得了较好的时间与空间效率。区间分割树在搜索空间可以对无用部分进行高效剪枝,小波树是一种可以简明表示树的数据结构。试验结果表明,对于复合蛋白相似性搜索问题,SITA 算法的性能优于二分查找(binary search,BIN)、移动四面体(marching tetrahedra,MT)以及 b-bit minhash 等算法。

在医疗健康领域,伴随生物基因组测序技术的不断发展,以往无比昂贵的基因测序变得不再遥不可及,基因测序的成本已经逼近 1 000 美元,这些发展对实现个性化医疗提供了新的基础。目前美国拥有 2 000 多家从事人类基因序列分析的公司,成立于 2011 年的初创公司 Bina Technology 能够利用这些基因数据发现基因中罕见的病变信息,而正是这些病变信息造成了癌症、新生儿疾病、镰状细胞性贫血等。计划与威斯康星州的医疗中心展开合作,将对新生儿重症监护室的儿童进行完整基因组序列测定。在未来几年内,该团队希望以后每一位新生儿都能够接受 Bina Technology 提供的完整基因分析数据。Bina Technology 平台在 5 h 内可完成几百人的基因序列分析,按照传统的分析方法,这需要花费一周时间来完成。

在个人健康信息管理方面,利用大数据技术,可对个人健康进行全生命周期管理,实现在任何时间、任何地点都可以访问相关信息,从而保证健康信息的一致性、连续性,如 Google Health、微软的 Health Vault 等平台。健康管理系统的最主要特点就是个人的健康状态得到了连续观测,健康分析人员能够有效地对个人健康状况进行分析,以便在身体处于非健康状态时得到及时的干预。

总而言之,社会化医学和个性化医疗,是医疗大数据未来最重要的应用领域。

◇ 参 ◇ 考 ◇ 文 ◇ 献 ◇

［1］ http：//www2. ciw. com. cn/h/2562/389894 - 21523. html

［2］ http：//news. hc3i. cn/art/201211/22060. htm

［3］ Eric Topol. The creative destruction of medicine：how the digital revolution will create better health care［J］. New York：Basic Books, 2012.

［4］ http：//www. scuphilosophy. org/research_display. asp? cat_id=97&art_id=9425

［5］ Sokol L, Garcia B, Rodriguez J,et al. Using data mining to rind fraud in HCFA health care claims ［J］. Health Inf Manage, 2001, 22(1)：1 - 13.

［6］ Xiong Yun, Zhu Yangyong. Mining peculiarity groups in day-by-day behavioral Datasets［C］//Proc. of 9th IEEE International Conference on Data Mining (ICDE), 2009：578 - 587.

［7］ Jinqrui He. Rare Category Analysis［M］. ［S. l. ］ProQuest, UMI Dissertation Publishing, 2011.

［8］ http：//blog. sciencenet. cn/blog-41174 - 719048. html

索引